高等院校医学实验教学系列教材

医用物理学实验

第 2 版

主　编　王亚平　王昌军

副主编　张　岱　张晓槟　李福星　王光昶

编　委　（以姓氏笔画为序）

王亚平（锦州医科大学）　王光昶（成都医学院）
王克难（锦州医科大学）　王昌军（锦州医科大学）
王艳丽（锦州医科大学）　田秀娜（锦州医科大学）
冯　健（锦州医科大学）　任　超（锦州教师进修学院）
李子军（锦州医科大学）　李福星（锦州医科大学）
张　岱（锦州医科大学）　张晓槟（锦州医科大学）
张瑞兰（北华大学）　赵晓艳（锦州医科大学）
洪　洋（中国医科大学）　徐春环（牡丹江医学院）
黄　河（锦州医科大学）　商清春（牡丹江医学院）
盖立平（大连医科大学）　焦海颖（锦州医科大学）

科 学 出 版 社

北　京

内 容 简 介

本教材根据医学院校物理课程教学基本要求，结合医用物理实验教学实际，将实验内容分为“物理实验基础知识”“基础实验”“综合性实验”“创新型实验”和“医学物理实验”五部分，共 32 个实验，通过从物理学实验到医用物理实验到医学物理实验的递进，实现从接受知识型到培养综合能力型的递进式发展教学目标。

本书适用于医药院校本科学生使用。

图书在版编目（CIP）数据

医用物理学实验 / 王亚平，王昌军主编. —2 版. —北京：科学出版社，2017.1

ISBN 978-7-03-049450-4

Ⅰ. ①医… Ⅱ. ①王… ②王… Ⅲ. ① 医用物理学-实验-医学院校-教材 Ⅳ. ①R312-33

中国版本图书馆 CIP 数据核字（2016）第 171710 号

责任编辑：朱　华 / 责任校对：郑金红
责任印制：赵　博 / 封面设计：陈　敬

科 学 出 版 社 出版
北京东黄城根北街 16 号
邮政编码：100717
http://www.sciencep.com

中煤（北京）印务有限公司印刷
科学出版社发行 各地新华书店经销
*
2011 年 4 月第 一 版　　开本：787×1092 1/16
2017 年 1 月第 二 版　　印张：7 1/2
2026 年 3 月第十三次印刷　　字数：169 000

定价：35.00 元

（如有印装质量问题，我社负责调换）

前　言

本书是根据医学院校物理课程教学基本要求，结合医用物理实验教学实际，在认真总结、完善和发展医用物理学实验教学的基础上编写而成的，该书凝聚了编者的心血和智慧，是编者多年进行课程建设和教改成果的结晶。

我们编写此书的宗旨是：培养学生的科学实验能力，提高学生科学实验素质，为学生搭建医学与物理学沟通的平台。

为满足不同专业教学的实际需要，构建分层次递进的新型教学模式，本教材将实验内容分为"物理实验基础知识""基础实验""综合性实验""创新型实验"和"医学物理实验"五部分，通过从物理学实验到医用物理实验到医学物理实验的递进，实现从接受知识型到培养综合能力型的递进式发展教学目标。

本书在编写过程中得到了科学出版社和锦州医科大学领导的大力支持，同时也得到了中国医科大学、牡丹江医学院、大连医科大学、北华大学、锦州市教师进修学院同行们的鼎力相助，在此表示诚挚的谢意。

本实验教材在编写中存在的不足和不当之处，敬请各位专家、同行和读者提出宝贵意见和建议，以便再版时补充修正。

编　者

2016年1月

目　　录

概　　述

一、医用物理学实验特点

现代医学中，物理学的理论和实验方法得到了越来越广泛的应用，新世纪的医用物理学实验教学要求既体现物理实验学科的系统性，又联系医药各专业特点的新课程体系，医用物理实验课程的设立必须脱离单纯验证物理理论结果的教育轨道。由于医用物理理论知识涉及内容广泛，全方位、多角度建立物理学与医学的联系，因此医用物理学实验也涉及力、热、光、电等物理学科，同时扩展到核磁共振成像、超声成像、X-CT 成像等医学物理领域。学生通过课前的预习、课中的实验和讨论、课后的撰写报告和分析等过程，受到严格、系统的实验技能训练，掌握科学实验的基本知识、方法和技巧，培养理论联系实际、分析问题、解决问题的能力，在提高敏锐的观察力和严谨的思维能力的同时，不断增强综合能力和创新意识。

二、医用物理学实验课要求

（1）掌握实验的基本知识，具备正确运用误差理论和有效数字运算法则正确处理实验数据的能力。

（2）熟悉实验过程的主要程序：实验准备（书写预习报告）——实验操作——撰写实验报告。

（3）掌握基本量的测量方法和手段，掌握现代常用实验仪器的原理、调节和使用方法。

（4）具有良好的学风和习惯，不随意乱动实验仪器，具有基本的科学实验能力。

（5）初步具备独立进行实验的设计与独立测试分析和总结的能力。

（6）进行光学实验中应该注意的问题。

光学仪器是贵重、精密仪器，它的光学元件和机械部件都比较娇气，为了实现准确测量，实验中不但要求仪器完好，而且要十分光亮清洁。因此使用光学仪器要特别注意以下几点：

1）光学元件的光面不能用手去触摸和随意擦抹。若有污物要在教师指导下用专用的镜头纸轻轻擦拭，若有灰尘可用吹气球吹拂。不要对着光学镜面说话、打喷嚏等。

2）光学元件易损，使用时要轻拿轻放，切勿挤压、摩擦、碰撞，仪器不用时，要放在专用的盒子里，或盖上防尘罩。

3）使用光学仪器，要遵守操作规程，正确使用，不要强拉硬扳，不要随意拆卸仪器部件，不要拆卸仪器镜头。

4）拿取光学元件的正确方法是：手只能接触毛面，不能摸光面。

5）实验过程中要注意随时关闭电源，特别是在调整仪器时，可暂时将电源关闭，防止长时间通电造成灯泡过热，延长灯泡的使用寿命。实验过程中尽量将电源的亮度放在较低位置，以能看清像为标准。

三、实验室安全

（1）注意用电安全。医用物理实验配备和使用的电源多为非安全用电电源，在实验过程中要注意按照实验要求操作，防止触电事故发生。

（2）实验中经常使用玻璃器皿和一些化学制剂，操作过程中注意不损坏玻璃器皿，避免划伤，同时不要将化学试剂滴溅到实验台和身上，引起不必要的伤害。

四、实验报告书写要求

（一）实验报告

内容包括预习报告和课堂报告两部分。预习报告要求在进行实验前完成并写在实验报告册上，包括：

1. 实验目的　本次所做实验要达到的目的。

2. 实验原理　写出实验所依据的原理和公式，注明公式成立的条件及其符号的物理含义，画出相关的实验电路图、光路图或实验装置图。

3. 实验器材　列出完成实验项目所需仪器的名称、型号、精度（或分度值）及实验所用材料，若讲义与实际所用不符，应取实际采用的实验器材。

4. 实验步骤　实验所采取的操作步骤，按先后顺序，逐步写出。

5. 实验数据记录表格　根据实验内容，画出实验数据记录表格。

在完成预习报告的基础上，在课堂实验过程中完成课堂报告，包括：

6. 实验数据记录　实验所得的原始数据全部记录在实验数据记录表格中，同时要正确地表示出有效数字和单位（注意单位不能标在实验数据的后面）。测量的原始数据不允许修改或加工，如果发现异常数据，在查找到出现问题的原因后，可将重新测量的数据替代异常数据。计算上的错误可以修改。

7. 实验数据处理和实验结果分析　按照要求对所测得的数据进行处理，并将测量的物理量结果以要求的形式表示出来。如果实验是为了观察某一物理现象或者某一物理规律，可扼要地写出实验结论。最后应对实验结果进行分析并回答思考题。

（二）科学素养

（1）每次实验结束后当堂交实验报告，教师在下次实验课前完成报告的批改并下发，每次实验成绩的评定参照以下指标：预习报告占20%，基本操作占30%，实验报告（包括报告的完整性、图表的规范性、书写工正、实验数据和数据处理、结论正确等）占40%，实验作风（包括安全卫生、仪器破损、实验室规则遵守情况等）和创新意识占10%。

（2）实验结束后按照要求摆放仪器，经教师检查合格后方可离开实验室。

（王亚平）

第一篇　物理实验基础知识

物理学是建立在实验基础上的科学，是各门自然科学技术的基础。现代医药学同样由于广泛应用了物理学的理论、方法和技术，才可能获得高科技装备而迅速发展，并取得一系列重大科研成果。因此医用物理实验是将物理基础理论运用到医学领域的重要桥梁，只有真正掌握医用物理实验的基本功，才能顺利地把物理原理和技术应用到医药学学科而产生质的飞跃。

一、医用物理实验的目的

（1）通过医用物理实验课程的学习，使学生直接观察和分析重要的物理现象，学习掌握物理量的测量和基本的物理实验方法，加深对物理原理的理解。

（2）利用物理实验仪器和方法对生理参数进行测量和讨论，使学生对物理和医学的关系有了直观的认识，激发了学生学习物理课的兴趣，进一步证明了医学生学习物理的重要性。

（3）医用物理实验使学生受到从事科学实验以及进行科学研究的基本训练，着力培养和提高学生的实践能力和创造能力，使学生成长为适应 21 世纪所需要的，具备基础扎实、知识面宽、能力强、素质高的人才，这是物理实验的目标。

二、医用物理实验的任务

1. 加深对理论的理解　通过观察、分析实验现象并对物理量进行测量，学习物理实验方法，加深对物理学原理的理解。

2. 培养和提高学生的科学实验能力　具体包括：

（1）能够通过阅读实验教材或资料，作好实验前的预习；

（2）能够借助教材或仪器说明书正确使用常用仪器；

（3）能够运用物理学理论对实验现象进行初步的分析判断；

（4）能够正确记录和处理实验数据，绘制曲线，说明实验结果，撰写合格的实验报告；

（5）根据理论知识和实验中提供的器材，能够完成具有设计性内容的实验。

3. 培养和提高学生科学实验的作风和素养　主要是理论联系实际、实事求是的工作作风，一丝不苟、严肃认真的工作态度，积极主动的探索精神，遵守纪律、团结协作、爱护公共财物的优良品德。

三、医用物理实验的方法

物理实验是根据研究的目的，利用科学仪器、设备，人为地控制或模拟自然现象，排除干扰，突出主要因素，在最有利的条件下去研究自然规律的一种认知活动。好的物理实验方法不仅使学生能更深刻地认识自然规律，而且也是学生在今后的学习和工作中可以借鉴和运用的。以下介绍几种常用的实验方法。

1. 直接比较测量法 将被测量直接与已知其值的同种量相比较，以确定被测量值的测量方法，称为直接比较测量法。例如用线纹尺测长度、用量角器测角度、用等臂天平测质量。这种方法测量的准确度决定于“已知其值的同种量”的准确等级。例如，长度测量的准确度决定于线纹尺的准确度等级、质量测量的准确度决定于砝码的准确度等级。

2. 放大测量法 在实验观测过程中，将被测量放大，或将被测量对观测者的视觉效应放大后再进行测量，以确定其值的测量方法。放大测量法又分为累积放大法、机械放大法、电子学放大法和光学放大法。

3. 转换测量法 把被测对象依据物理规律转换为另一个被测对象的方法，称为转换测量法。转换测量法的物理本质是通过转换测量对象，把看起来不可测量的量转化为可测量的量，或把看起来不可能测准的量准确地测量出来。超声换能器将机械波的测量转换为电压波的测量、霍尔元件将磁感强度的测量转换为电势差的测量、示波器将电信号的测量转换成几何图形的测量等都属于转换测量法。把用以实现转换测量的转换器件称为传感器，传感器的共同特点是，能直接感受被测量的作用，并能按一定规律将被测量转换成同种或别种可测的信号。按传感器能感受的被测量的属性来分，有物理传感器、化学传感器和生物量传感器几大类。

4. 替代测量法 将已知其值的同种量替代被测量，使这个同种量在指示装置上得到相同的效应，以确定被测量值的测量方法，称为替代测量法。在现代的物理测量中使用替代测量法，可以有效地抵偿由于测量仪器不完善而造成的系统误差。例如，使用天平测质量时，天平的不等臂性会造成较大的系统误差，为了抵偿这一系统误差，常使用替代法。替代法测量结果的准确度决定于替代物（天平中的替代物分别是标准砝码）量值的准确度和指示装置的灵敏度。

5. 模拟测量法 根据相似性原理，人为地制造一个类似于被测量的模型，通过测量这个模型来获得测量结果的方法，称为模拟测量法。模拟测量法又分为几何模拟法、替代模拟法和计算机模拟法。

（1）几何模拟法：有时被研究的对象十分庞大，或造价十分昂贵，为了取得设计参数，事先制作一个按比例缩小的模型，对模型进行测量。

（2）替代模拟法：利用物理量之间物理性质或物理规律的相似性或等同性进行模拟的方法，称为替代模拟法。例如，为了测绘静电场中的电力线分布，可以用稳恒电流场来模拟静电场，用稳恒电流场的测量替代静电场的测量。采用这种模拟方法有两点理由，一是静电场不易测量，二是两种场中的电势分布具有相同的数学表达式（用模拟法测绘静电场）。

（3）计算机模拟法：由于计算机仿真技术的迅速发展，用计算机对物理过程做数字模拟，已经成为普遍采用的方法。其大致过程是，通过键盘指令来控制和操纵实验过程，屏幕上会按照指令自动显示物理过程和物理现象，并能自动显示测量结果。

6. 科学抽象法 影响物理现象的因素往往复杂多变，实验中常可采用忽略某些次要因素，抓住主要因素或假设一些理想条件的办法，以突出现象的本质因素，便于深入研究，从而取得实际情况下合理的近似结果。例如在电路实验中把电压表变成内阻是无穷大的理想电压表；电流表变成内阻等于零的理想电流表等都采用了科学抽象法。

四、测量值的误差及其估算

1. 单次直接测量的误差 在物理实验中，常常由于条件不许可，或测量准确度要求不高等原因，对一个物理量的直接测量只进行一次。这时可根据实际情况对测定值的误差进行合理的具体估算。对于偶然误差很小的测定值，可按仪器出厂检定书或仪器上直接注明的仪器误差作为单次测量的误差。如果没有注明，也可取仪器最小刻度的一半作为单次测量的误差。

2. 多次测量的平均值及误差　为了减少偶然误差，在可能的情况下，总是采用多次测量，将各次测量的算术平均值作为测量结果，设在相同条件下对某物理量 X 进行了 n 次重复测量，其测量值分别为 X_1，X_2，…，X_n，用 $\overline{X}$ 表示平均值，则

$$\overline{X}=\frac{1}{n}(X_1+X_2+\cdots X_n)=\frac{1}{n}\sum_{i=1}^{n}X_i$$

由误差的统计的理论可证，$\overline{X}$ 最接近于真值，称为测量的最佳值或近真值。

3. 测定值的误差的表示

（1）算术平均偏差：设 d_i 为各测量值 X_i 与平均值的偏差，即

$$d_1=X_1-\overline{X},\ d_2=X_2-\overline{X},\cdots,\ d_n=X_n-\overline{X}$$

则算术平均偏差的定义为：

$$\Delta\overline{X}=\frac{1}{n}(|d_1|+|d_2|+\cdots|d_n|)=\frac{1}{n}\sum_{i=1}^{n}|d_i|$$

（2）方均根偏差（标准偏差）：设 σ 为方均根偏差，则其定义为

$$\sigma=\sqrt{\frac{1}{n}\sum_{i=1}^{n}d_i^2}=\sqrt{\frac{1}{n}\sum_{i=1}^{n}(X_1-\overline{X})^2}$$

误差是测量值与真值之差，偏差是测量值与平均值之差，测量次数越多，它们越接近，我们不考虑这种细微区别，上述两种偏差都表示在一组多次测量中，各数据之间的分散程度。

（3）多次测量值的结果表达式：多次测量值的结果用上述两种偏差表示如下：

$$X=\overline{X}\pm\Delta\overline{X}\quad 或\quad X=\overline{X}\pm\sigma$$

4. 绝对误差与相对误差

（1）绝对误差是以测定值的绝对值表示的误差，即

$$\Delta\overline{X}=|X-\overline{X}|$$

（2）相对误差是测定值的绝对误差与算术平均值之比，即

$$Er=\Delta\overline{X}/\overline{X}\quad 或\quad Er=\Delta\overline{X}/\overline{X}\times100\%$$

例 1　测得两个物体的长度为 L_1=（23.50±0.03）cm，L_2=（2.35±0.03）cm，求其绝对误差与相对误差。

答：绝对误差为 0.03 cm。

相对误差为

$$Er_1=(0.03/23.50)\times100\%=0.1\%$$
$$Er_2=(0.03/23.50)\times100\%=1\%$$

两者的绝对误差相等，而相对误差 L_2 为 L_1 的 10 倍，当然是 L_1 的测量更准确些。

5. 间接测量的误差计算　间接测得量是通过一定的公式计算出来的，既然公式中的直接测得量都有误差，所以间接测得量也必然有误差。

（1）加法运算中的误差（和的误差）：若设 $N = A + B + C + \cdots$

则 $\overline{N} \pm \Delta\overline{N} = (\overline{A} \pm \Delta\overline{A}) + (\overline{B} \pm \Delta\overline{B}) + (\overline{C} \pm \Delta\overline{C}) + \cdots$

因为 $\overline{N} = \overline{A} + \overline{B} + \overline{C} + \cdots$

所以绝对误差为

$$\Delta\overline{N} = \left|\pm\Delta\overline{A} \pm \Delta\overline{B} \pm \Delta\overline{C}\right|$$

由于 A、B、$C\cdots$诸量都是独立的，它们的绝对误差可正可负，在最不利的情况下可能出现的最大误差为 $\Delta N = \Delta A + \Delta B + \Delta C + \cdots$，规定此最大误差为间接测得量的误差，这样一来，相对误差为

$$Er = \frac{\Delta\overline{N}}{\overline{N}} = \frac{\Delta\overline{A} + \Delta\overline{B} + \Delta\overline{C} + \cdots}{\overline{A} + \overline{B} + \overline{C} + \cdots}$$

（2）减法运算中的误差（差的误差）：若设 $N = A - B - C - \cdots$

绝对误差为 $\Delta\overline{N} = \Delta\overline{A} + \Delta\overline{B} + \Delta\overline{C} + \cdots$

相对误差为 $Er = \dfrac{\Delta\overline{N}}{\overline{N}} = \dfrac{\Delta\overline{A} + \Delta\overline{B} + \Delta\overline{C} + \cdots}{\overline{A} - \overline{B} - \overline{C} - \cdots}$

由此可见，和差运算的绝对误差等于各直接测得量的绝对误差之和。其他函数的误差传递公式，我们不一一证明，下面仅列出一些常用公式，以备查阅。

常用误差计算公式

运算公式	绝对误差 $\Delta\overline{N}$	相对误差 $\Delta\overline{N} / \overline{N}$
$N = A + B$	$\Delta\overline{A} + \Delta\overline{B}$	$(\Delta\overline{A} + \Delta\overline{B}) / (\overline{A} + \overline{B})$
$N = A - B$	$\Delta\overline{A} + \Delta\overline{B}$	$(\Delta\overline{A} + \Delta\overline{B}) / (\overline{A} - \overline{B})$
$N = A \cdot B$	$\overline{B} \cdot \Delta\overline{A} + \overline{A} \cdot \Delta\overline{B}$	$\Delta\overline{A} / \overline{A} + \Delta\overline{B} / \overline{B}$
$N = A / B$	$(\overline{B} \cdot \Delta\overline{A} + \overline{A} \cdot \Delta\overline{B}) / \overline{B}^2$	$\Delta\overline{A} / \overline{A} + \Delta\overline{B} / \overline{B}$
$N = A^n$	$n\overline{A}^{n-1} \cdot \Delta\overline{A}$	$n\Delta\overline{A} / \overline{A}$
$N = A^{1/n}$	$n\overline{A}^{\frac{1}{n}-1} \cdot \Delta\overline{A}$	$n\Delta\overline{A} / \overline{A}$

由此可见，乘除运算的相对误差等于各直接测得量的相对误差之和。

从以上结论可知，当间接测得量公式中，只含加减运算时，先算绝对误差，后算相对误差比较方便；当公式中含有乘除、乘方或开方运算时，先算相对误差，后算绝对误差较为方便。

五、有效数字及其运算

用实验仪器直接测量的数值都含有一定的误差，因此，测得的数据都只能是近似数。显然由这些近似数计算而得的间接测得值也必然是近似数。

实验时从仪器上读出的数字，通常都要尽可能估计到仪器最小刻度线的下一位，如用最小刻度线为毫米的米尺量度物体的长度，我们可以读出 4.26cm、4.27cm、4.28cm，前两位可以直接从米尺上读出来，是确切数字，而第三位数是测量者估读出来的，估读的结果是因人而异的。因此这一位数是有疑问的，称为存疑数字，我们把仪器上读出的数字包括最后一位存疑的数字，称为有效数字。

1. 记录有效数字应注意以下几点

（1）测量物体的末端恰好与仪器的刻度线对齐，则估计数字应为“0”。

（2）表示小数点位置的零不计入有效数字的位数，它的出现可因单位选择的大小而出现或消失。但数字后面的零是有效数字，不允许任意增减或抹去。

（3）不因单位的变换而增减有效数字位数。

（4）有些仪表，如数字式仪表或游标卡尺，是不可能估计出最小刻度以下一位数字的，就不去估计，而把直接读出的最后一位数字认为是存疑的，最后一位总存在±1 的误差。

2. 有效数字的删略和运算规则

（1）删略多余有效数字的原则是“4 舍 5 入”。

（2）有效数字的加减：在加减的运算中，其结果的可疑位以相加减的各数中的最前可疑位为准。

例 2　　13.78+92.4=106.2

$$\begin{array}{r} 13.78 \\ +\ 92.4 \\ \hline 106.18 \end{array}$$

106.18 中 1 和 8 皆为可疑，当然最后的 8 就没有必要了。

例 3　　26.65−3.926=22.72

（3）有效数字的乘除：在乘除法的运算中，其结果的有效数字的位数是以诸因数中有效数字位数最少者为准。

例 4　　5.348×20.5=110

例 5　　37643÷217=173

（4）有效数字的乘方开方：在乘方开方运算中，其结果的有效数字与其底的有效数字位数相同。

（5）参与运算的常数、指定数或自然数。参与运算的常数 π、e……等的有效数字位数，通常取与各量中有效数字位数最少的相同。指定数或自然数参与运算时不影响结果的有效数字的位数。

最后强调一个问题：实验数据和计算结果不能用分数表示，因它不能表明有效数字的位数。

例 6　一个铅圆柱体，测得其直径 d=（2.04±0.01）cm，高度 h=（4.12±0.01）cm，质量 m=（149.18±0.05）g，

计算铅的密度，

计算铅密度 ρ 的相对误差和绝对误差。

解：（1）因圆柱体体积

$$V=\frac{1}{4}\pi D^2 h$$

所以：

$$\bar{\rho}=\bar{m}/\bar{V}=4\frac{\bar{m}}{\pi \bar{D}^2 \bar{h}}$$

$$=4\times\frac{149.18}{3.14\times 2.04^2\times 4.12}$$

$$=11.1(\mathrm{g/cm^3})$$

（2）相对误差

$$E_\rho=\frac{\Delta\overline{\rho}}{\overline{\rho}}=\frac{\Delta\overline{m}}{\overline{m}}+\frac{\Delta\overline{V}}{\overline{V}}=\frac{\Delta\overline{m}}{\overline{m}}+2\frac{\Delta\overline{D}}{\overline{D}}+\frac{\Delta\overline{h}}{\overline{h}}$$

$$=\frac{0.05}{149.18}+2\times\frac{0.01}{2.04}+\frac{0.01}{4.12}$$

$$=3\times10^{-4}+1\times10^{-2}+2\times10^{-3}$$

$$=1\times10^{-2}$$

$$=1\%$$

绝对误差

$$\Delta\overline{\rho}=\overline{\rho}\cdot E_\rho$$

$$=11.1\times1\%=0.1(\text{g/cm}^3)$$

【误差与有效数字练习题】

1. 一个铅圆柱体，测得其直径 d=（2.04±0.01）cm，高度 h=（4.12±0.01）cm，质量 m=（149.18±0.05）g。

（1）计算铅的密度

（2）计算铅密度 ρ 的相对误差和绝对误差

（3）写出真值表达式

2. 按照误差理论和有效数字运算规则，改正以下错误：

（1）N=（10.8000±0.2）cm

（2）有人说 8×10^{-1}g 比 8.0g 测得准确，试纠正并说明原因

（3）28cm=280mm

（4）L=（28000±8000）mm

（5）0.0221×0.0221=0.00048841

（6）400×1500/（12.60−11.6）=600000

3. 试利用有效数字运算规则计算下列各式的结果：

（1）98.754 +1.3

（2）107.5 − 2.5

（3）111×0.100

（4）237.5÷0.10

（5）76.00/（40.00 −2.0）

（6）50.00×（18.30 −16.3）/[（103 −3.0）（1.00 + 0.001）]

（7）100.0×（5.6 − 4.412）/[（78.00 −77.0）×10.000]

（徐春环　田秀娜）

第二篇 基础实验

实验一 长度的测量

【实验目的】

（1）了解游标卡尺、螺旋测微计的原理和构造。

（2）掌握游标卡尺和螺旋测微计的使用和读数方法。

（3）根据仪器的精度和有效数字的定义，正确记录原始数据。

（4）掌握直接测量和间接测量的数据处理方法，按要求写出测量结果。

【实验原理】

（一）游标卡尺

1. 游标原理 用分度值为1mm 的米尺测量物体长度可测准到毫米，毫米以下的读数凭目测估计。为提高估读的精度，在米尺上附加一把可以滑动的副尺，称为游标。图 1-1 中所示为 50 分度游标，游标上的 50 个分格和主尺上的 49 个分格等长。设游标的最小分度长为 x，主尺的分度值 X=1mm，则有：$50x=49\times1$，x=0.98mm，$\Delta x=X-x$=1−0.98=0.02mm，即该游标的分度值为 0.02mm。它是 50 分度游标卡尺所能读出的最小数值。同理 10 分度、20 分度的游标，对应游标的最小分量是 0.9mm 和 0.95mm，游标卡尺所能读出的最小读数分别为 0.1mm 和 0.05mm。游标卡尺所能读出的最小值是由主尺与游标尺刻度的差值即游标分度数目决定。

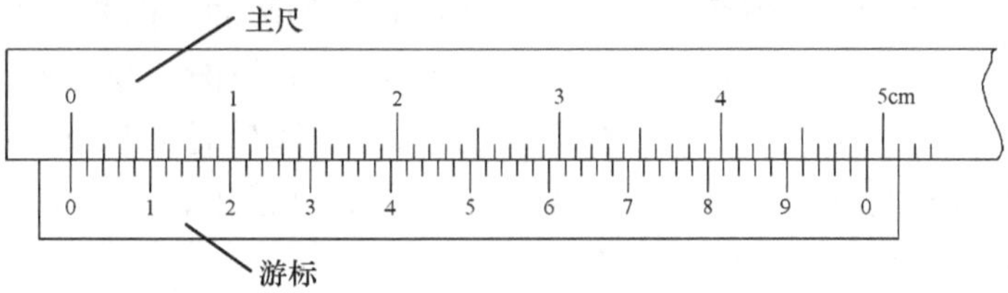

图 1-1 50 分度游标原理图

2. 游标卡尺的构造和使用方法 游标卡尺的构造如图 1-2 所示，游标卡尺主要由主尺 D 和游标 E 两部分构成，主尺 D 按米尺刻度，游标 E 紧贴着主尺 D 滑动，外量爪 A、B 用来测量物体的外径和高度，内量爪 A′、B′测量内径，深度尺 C 用来测量槽的深度。不测量时，将量爪闭合，游标的零刻线和主尺 D 的零刻线应当对齐。测量时，一手拿物体，一手持尺，轻轻把物体卡住，旋紧紧固螺钉 F，然后再读取数据。

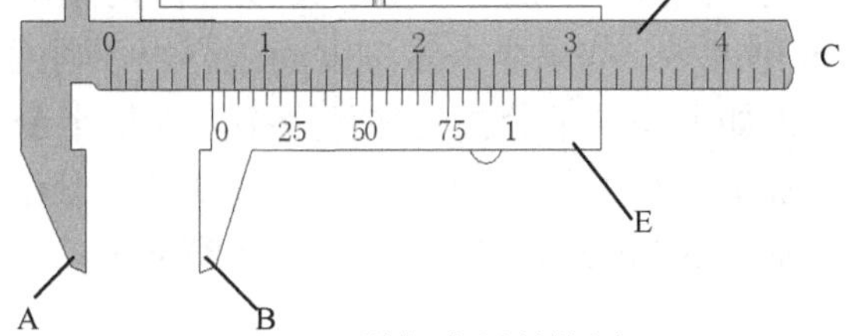

图 1-2 游标卡尺结构图

3. 测量时游标卡尺的读数方法

（1）从游标零线的位置读出主尺上的整格数。

（2）根据游标上与主尺对齐的刻线读出不足一分格的小数，二者相加就是测量值。

用游标卡尺测量长度 L 的普遍表达式为

$$L = I + \Delta L = I + k \times \Delta x \tag{1-1}$$

如图 1-3 所示，游标卡尺的分度值 $\Delta x = 0.02\text{mm}$，$I = 21\text{mm}$，$k = 19$。故物体长度 $L = 21 + 0.02 \times 19 = 21.38(\text{mm})$。

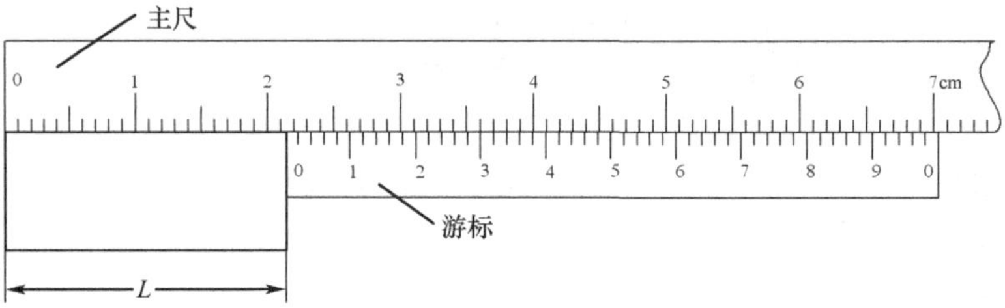

图 1-3　游标卡尺的读数方法

（二）螺旋测微计（千分尺）

1. 螺旋测微计的原理　螺旋测微计的构造如图 1-4 所示，量程是 25mm，分度值为 0.01mm。螺旋测微计测量轴上的微动螺旋杆的螺距为 0.5mm。当螺旋杆随活动套筒旋转一周时，沿轴线方向的移动是 0.5mm。螺旋杆转动的整圈数由固定套筒上的直标尺（间隔为 0.5mm）读出。在活动套筒的圆周方向刻有 50 分度的圆标尺，活动套管转过一分格时，螺旋杆沿轴线方向移动 0.5/50=0.01mm，测量时 0.5mm 以下的读数由活动套筒圆周上的刻度读出，并可估读到 0.001mm 这一位上。

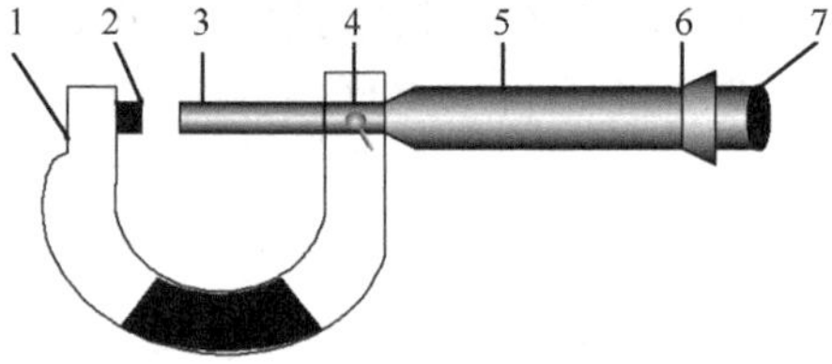

图 1-4　螺旋测微计结构图

1. 尺架；2. 砧台；3. 测量轴；4. 锁紧手柄；5. 固定套筒；6. 活动套筒；7. 棘轮

2. 螺旋测微计的使用与读数　测量物体尺寸可旋转活动套筒，使测量轴前进或后退。当测量轴接近被测物体时，转动棘轮旋柄会发出“得”、“得”响声，表示正好接触，应停止旋转棘轮旋柄。此时，固定套筒直标尺上的读数加上活动套筒圆周标尺上的读数，即为被测物体的长度。

（1）零点检查与初读数：当测量轴与砧台端面接触时，直尺的零线应对准圆标尺上的零线。如两零线不重合，记录下螺旋测微计的初读数，如图 1-5 所示，自左向右的三个零点读数分别是 0.000mm、0.003mm、–0.012mm。

（2）读数方法：观察主尺读数准线所在位置，准线下面的刻度线为整毫米刻度数，准线上面的刻度线为 0.5mm 刻度数。如果半毫米刻度尚未露出，则读数是：主尺上的整毫米数加上副尺上的整刻度，再加上毫米千分位的估计数字。如果半毫米刻度已经露出，则主尺上的读数应读到半毫米加上副尺上的整刻度，再加上毫米千分位的估计数字。如图 1-6 所示，自左向右的读数分别为 5.249mm、5.524mm、4.987mm。

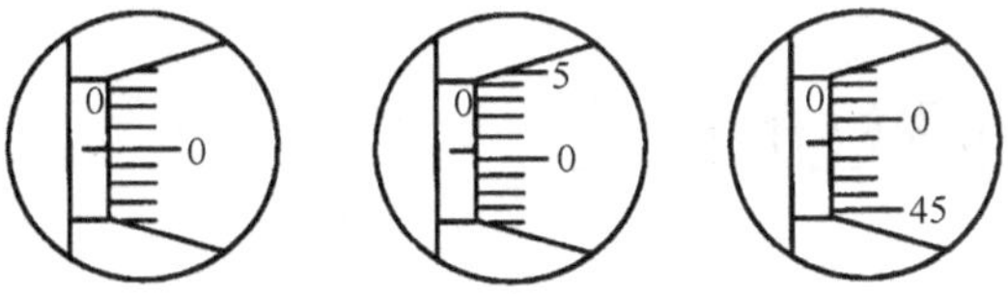

图 1-5　螺旋测微计的零点读数

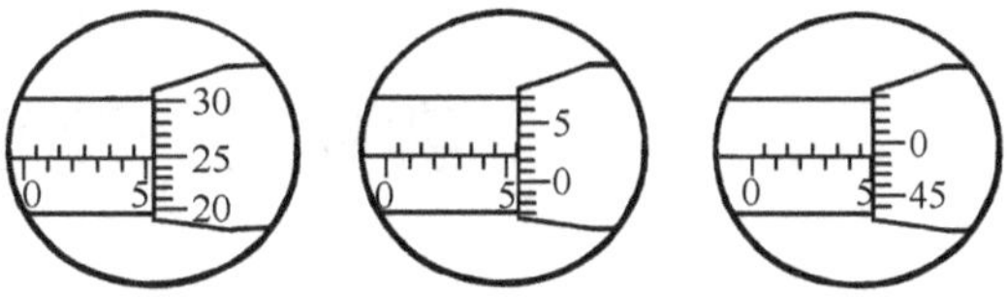

图 1-6　螺旋测微计的零点读数

【实验器材】

游标卡尺、螺旋测微计、金属圆环、钢片、小钢球。

【实验步骤】

（1）检查游标卡尺和螺旋测微计的零点数值，记入表 1-1 中，按照“测量值=读数值−零点值”对下述测量结果进行零点误差修正。

（2）用游标卡尺测量金属圆环的外径，变换不同位置测量五次，记入表 1-1。

（3）用游标卡尺测量金属圆环的内径，变换不同位置测量五次，记入表 1-1。

（4）用螺旋测微计测量钢片的厚度，变换不同位置测量五次，记入表 1-1。

（5）用螺旋测微计测量小钢球的直径，变换不同位置测量五次，记入表 1-1。

【实验数据记录表格】

表 1-1　测量数据记录表格

测量量（mm）	测量次数					平均值
	1	2	3	4	5	
圆环外径						
圆环内径						
钢片厚度						
钢球直径						
卡尺零点读数：	（mm）		测微计零点读数：		（mm）	

【实验数据处理】

（1）求金属圆环内、外径的绝对误差和相对误差，并写出测量结果表达式。

（2）求小钢球直径的绝对误差和相对误差，并写出测量结果表达式。

（3）求小钢球体积的绝对误差和相对误差，并写出测量结果表达式。

【注意事项】

使用完测微计后，应将测量轴后退数毫米，使其与砧台间留出一定间隙，以免因热膨胀而压坏螺纹。

【思考题】

1. 一种游标卡尺，主尺上一个分度的长度为 0.5mm，游标上 25 个分度，该游标卡尺的分度值是多少？

2. 螺旋测微计上的棘轮有何用处?测量时不用棘轮是否可以？为什么？

（王艳丽）

实验二　测定铜圆柱的密度

方法一　物理天平测定铜圆柱的密度

【实验目的】

（1）学习正确使用物理天平的方法。

（2）巩固游标卡尺和螺旋测微器的使用方法。

（3）进一步练习运用误差和有效数字的计算。

【实验原理】

1. 理论依据　若一个物体的质量为 M，体积为 V，密度为 ρ，根据密度定义有

$$\rho=\frac{M}{V} \tag{2-1-1}$$

当待测物体是一直径为 d，高度为 h 的铜圆柱体时，公式（2-1-1）变为

$$\rho=\frac{M}{V}=\frac{4M}{\pi d^2 h} \tag{2-1-2}$$

因此，只要测出铜圆柱体的质量 M，直径 d 和高度 h，由公式（2-1-2）便可算出该铜圆柱体的密度。

2. 测量原理　物理天平结构如图 2-1-1 所示。由托盘、横梁、平衡螺母、刻度尺、指针、刀口、标尺、砝码、底座等组成。底座上有水准仪，调节底座下的两个调平螺丝，使气泡在圆圈刻线中间位置即为天平的工作位置。物理天平是等臂杠杆式双盘天平，由支点在横梁的中心支着天平梁而形成两个臂，如果在称量前先调天平平衡，则在托盘内放有重物时通过砝码配重重新调天平平衡，重物的质量与砝码的质量相等。

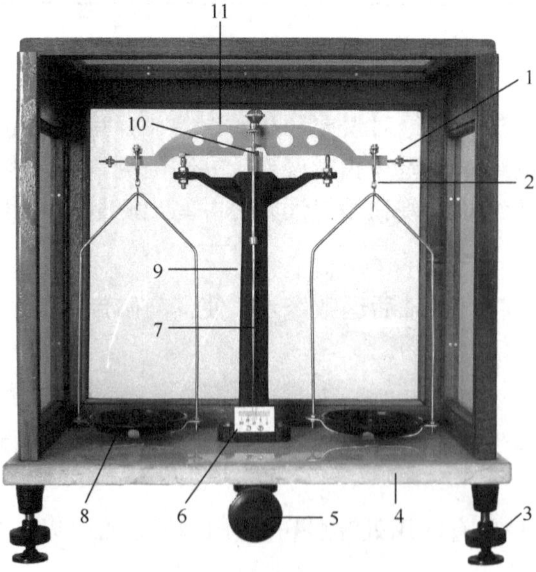

图 2-1-1　物理天平结构图

1. 平衡螺母；2. 边刀吊架；3. 调节底座水平螺丝；4. 底座；5. 旋转手轮；6. 标尺；7. 指针；8. 托盘；9. 立柱；10. 中刀托；11. 横梁

【实验器材】

物理天平、游标卡尺、螺旋测微计、铜圆柱。

【实验步骤】

1. 学习仪器的调节使用方法

（1）检查天平各部分的位置是否正确，如横梁刃口和挂钩等有无脱落或位置不正常的现象。

（2）调水平。适当调节底部的两个调节螺旋，使水平仪中的气泡位于正中。

（3）调平衡。先慢慢顺时针转动制动旋扭，使称盘提起，观察指针摆动情况。若指针两边摆动的格数相差两格以上时，逆时针转动制动旋钮使天平停止摆动，适当调节平衡螺母后，再将称盘提起，进行观察。经反复调整，直至指针左右摆动相差不超过一格（对指针标尺正中而言）或指针指在标尺正中为止，天平平衡。

2. 称量铜圆柱的质量

（1）制动托盘，把铜圆柱放在左盘中，然后在右盘中放入适当的砝码（必须用摄子夹），提起称盘观察指针摆动情况。经反复增减砝码（每次都要制动称盘），使天平平衡。这时右盘中砝码的克数（记到 0.01 克），即为铜圆柱的质量。将测量值记录在表 2-1-1 中（只称量一次）。

（2）称量完毕后，把砝码放回原来的位置。

（3）用游标卡尺测量铜圆柱的高度，变换位置测量三次，将测得值（消除零点误差后的数值）记入表 2-1-1 中。

（4）用螺旋测微器测量铜圆柱的直径，变换位置测量三次，将测得值（消除零点误差后的数值）记入表 2-1-1 中。

【实验数据记录表格】

表 2-1-1 铜圆柱直径、高度和质量的测量

测量量	测量次数			平均值
	1	2	3	
d（cm）				
h（cm）				
零点读数（mm）	卡尺		测微计	
铜圆柱质量（g）				

【实验数据处理】

（1）求铜圆柱高度的绝对误差，并写出测量结果的高度表达式。

（2）求铜圆柱直径的绝对误差，并写出测量结果的直径表达式。

（3）求铜圆柱体积的相对误差和绝对误差，写出体积表达式。

（4）求出密度的相对误差和绝对误差，写出密度的表达式。

【注意事项】

根据一般右手操作的习惯，待测物体放在左盘，砝码放在右盘。

【思考题】

1. 实验中所用物理天平的感量是多少？

2. 指针偏向右侧说明什么问题？偏向左侧呢？

（王艳丽）

方法二　托盘天平测定铜圆柱的密度

【实验目的】

（1）学习正确使用托盘天平的方法。

（2）巩固游标卡尺和螺旋测微器的使用方法。

（3）进一步练习运用误差和有效数字的计算。

【实验原理】

1. 理论依据 若一个物体的质量为 M，体积为 V，密度为 ρ，根据密度定义有

$$\rho=\frac{M}{V} \tag{2-2-1}$$

当待测物体是一直径为 d，高度为 h 的铜圆柱体时，公式（2-2-1）变为

$$\rho=\frac{M}{V}=\frac{4M}{\pi d^2 h} \tag{2-2-2}$$

因此，只要测出铜圆柱体的质量 M，直径 d 和高度 h，由公式（2-2-2）便可算出该铜圆柱体的密度。

2. 测量原理 托盘天平结构如图 2-2-1 所示。托盘天平主要有底座、托盘架、托盘、指针、分度盘、标尺、游码、平衡螺母构成。托盘天平是等臂杠杆式双盘天平，如果在称量前先调天平平衡，则在托盘内放有重物时通过砝码配重重新调天平平衡，重物的质量与砝码的质量相等。

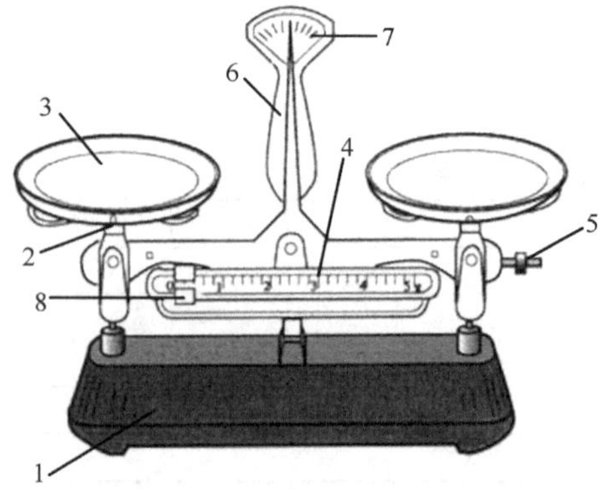

图 2-2-1　托盘天平结构图

1. 底座；2. 托盘架；3. 托盘；4. 标尺；5. 平衡螺母；6. 指针；7. 分度盘；8. 游码

【实验器材】

托盘天平、游标卡尺、螺旋测微计、铜圆柱。

【实验步骤】

1. 学习仪器的调节使用方法

（1）把天平放在桌面上，将托盘擦干净，按编号置于相应的托盘架上，称量前把游码拨到标尺的最左端零位，调节调平螺丝，使指针在停止摆动时正好对准刻度盘的中央红线。

（2）天平调平后，将待称量的物体放在左盘中（记得放称量用纸或玻璃器皿），在右盘中用不绣钢镊子由大到小加放砝码，当增减到最小质量砝码时仍不平衡时，可移动游码使之平衡，此时所称的物体的质量等于砝码的质量与游码刻度所指的质量之和。

（3）天平应放在干燥清洁的地方，称重物体不能超过天平最大量程。称量时取砝码要用镊子，不能用手直接拿。长期不用要在盘架下面加上物体固定。

2. 称量铜圆柱的质量

（1）制动托盘，把铜圆柱放在左盘中，然后在右盘中放入适当的砝码（必须用摄子夹），

提起称盘观察指针摆动情况。经反复增减砝码（每次都要制动称盘），使天平平衡。这时右盘中砝码的克数，即为铜圆柱的质量。将测量值记录在表 2-2-1 中（只称量一次）。

（2）称量完毕后，把砝码放回原来的位置。

3. 用游标卡尺测量铜圆柱的高度 变换位置测量三次，将测得值（消除零点误差后的数值）记入表 2-2-1 中。

4. 用螺旋测微器测量铜圆柱的直径 变换位置测量三次，将测得值（消除零点误差后的数值）记入表 2-2-1 中。

【实验数据记录表格】

表 2-2-1 铜圆柱直径、高度和质量的测量

测量量	测量次数			平均值
	1	2	3	
d（cm）				
h（cm）				
零点读数（mm）	卡尺		测微计	
铜圆柱质量（g）				

【实验数据处理】

1. 求铜圆柱高度的绝对误差，并写出测量结果的高度表达式。
2. 求铜圆柱直径的绝对误差，并写出测量结果的直径表达式。
3. 求铜圆柱体积的相对误差和绝对误差，写出体积表达式。
4. 求出密度的相对误差和绝对误差，写出密度的表达式。

【注意事项】

根据一般右手操作的习惯，待测物体放在左盘，砝码放在右盘。

【思考题】

1. 实验中所用物理天平的感量是多少？
2. 指针偏向右侧说明什么问题？偏向左侧呢？

（赵晓艳）

实验三 液体黏滞系数的测定

方法一 奥氏黏滞计测定液体黏滞系数

【实验目的】

1. 学会使用奥氏黏滞计用比较法测定液体的黏滞系数。
2. 学会正确使用温度计、秒表。

【实验原理】

液体在水平管中作稳定流动时，若管半径为 R，管长为 L，管两边的压强差为 ΔP，

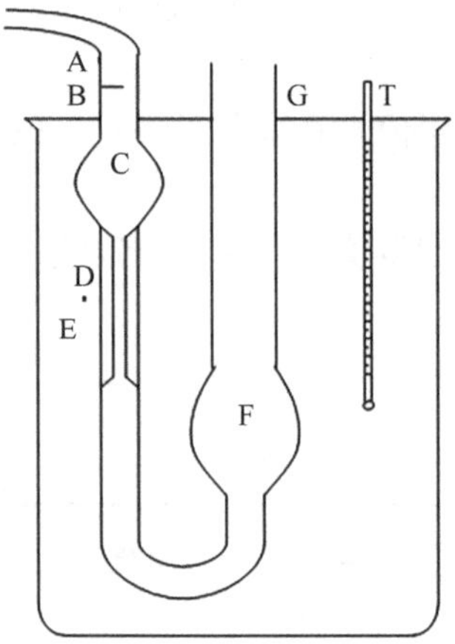

图 3-1-1　实验装置图

在 t 秒内通过的液体体积为 V，根据泊肃叶公式，该液体的黏滞系数

$$\eta=\frac{\pi R^4 \Delta P t}{8VL} \tag{3-1-1}$$

η 的国际单位是 Pa · s。图 3-1-1 所示的奥氏黏滞计是一个 U 型玻璃管，一边较细称为 A 端，另一边较粗称为 G 端。细的一侧有毛细管 E，毛细管的上边有一小玻璃泡 C，C 的上、下有刻痕 B 和 D，粗的一端下面有大泡 F。在奥氏黏滞计中加入一定量的液体，用橡皮球经 A 端将液体吸到 C 泡刻痕 B 以上，因 U 型管两边液面高度不同，C 泡内的液体将经毛细管 E 流回 F 泡，液面由 B 降至 D 的时间 t 可用秒表测得。奥氏黏滞计中 ΔP 是毛细管两端的压强差，$\Delta P=\rho gh$。同样体积的两种不同液体在相同条件下流过同一细管的时间分别为 t_1 和 t_2，密度分别为 ρ_1 和 ρ_2，则由式（3-1-1）可以得到

$$\eta_1=\frac{\pi R^4 \Delta P t_1}{8VL}=\frac{\pi R^4 \rho_1 g h t_1}{8VL} \tag{3-1-2}$$

$$\eta_2=\frac{\pi R^4 \Delta P t_2}{8VL}=\frac{\pi R^4 \rho_2 g h t_2}{8VL} \tag{3-1-3}$$

用式（3-1-3）除以式（3-1-2），得到

$$\eta_2=\frac{\rho_2 t_2}{\rho_1 t_1}\cdot\eta_1 \tag{3-1-4}$$

如果 η_1、ρ_1、t_1 和 ρ_2、t_2 为已知，用这种比较测量法，无需知道 R、L 和 V 值就可以方便地求出 η_2。

实验时，将奥氏黏滞计放入盛水的烧杯中，以保持测量时温度的恒定。黏滞计可用附在支架上的夹子固定。

【实验器材】

奥氏黏滞计、温度计、秒表、烧杯、橡皮球、支架（附夹）、移液管、胶管、蒸馏水、无水乙醇等。

【实验步骤】

（1）练习秒表的使用方法和学会数据的读取。

（2）用蒸馏水洗涤黏滞计，将用过的蒸馏水倒入烧杯。

（3）黏滞计用附在支架上的夹子竖直固定，放入盛水的烧杯中，以保持温度恒定，温度可由插入烧杯内的温度计 T 读出。

（4）用移液管将 8ml 的蒸馏水自 *G* 端注入。

（5）将胶管的一端套在 A 处，用橡皮球从 A 端胶管向上吸液至液面超过刻痕 B，注意不可使液体吸入橡皮球内。

（6）用手捏住胶管，松开橡皮球，准备好秒表后松开胶管让液面自由下降，当液面经过刻痕 B 时启动秒表，当液面下到刻痕 D 时停止计时。将时间 t_1 记录在表 3-1-1 中。

（7）重复实验步骤 5、6 再做两次，求出 t_1 的平均值。

（8）将蒸馏水倒出，用乙醇洗净黏滞计，将用过的乙醇倒入另一烧杯。

（9）将 8ml 乙醇注入黏滞计，重复实验步骤 5、6 做 3 次。将时间 t_2 记录在表 3-1-1 中并求出 t_2 的平均值。

（10）由温度计读出温度并记录在表 3-1-1 中。

（11）由附录四～附录六查出相应温度下水的黏滞系数、水和乙醇的密度并记录在表 3-1-1 中。

（12）将乙醇倒出回收，用蒸馏水洗净黏滞计并放好。

【实验数据记录表格】

表 3-1-1　乙醇黏滞系数测定

测量量	测量次数			平均值
	1	2	3	
t_1(s)				
t_2(s)				
T(°C)	ρ_1(kg/m^3)	ρ_2(kg/m^3)	η_1(Pa·s)	η_2(Pa·s)

【实验数据处理】

（1）根据表 3-1-1 中的数据，利用公式（3-1-4）计算乙醇黏滞系数 η_2 并将计算值记入表 3-1-1 中。

（2）从附录七查得相应温度下乙醇的黏滞系数的标准值，计算相对误差，分析误差产生的原因。

【注意事项】

（1）黏滞计要清洁，黏滞计内的液体中不能有气泡。

（2）避免在整个实验过程中黏滞计的温度发生变化，若温度变化 1℃时应重做实验。操作时不要用手长时间地触摸黏滞计和烧杯。

（3）避免捏破黏滞计，黏滞计下端弯曲部分很易折断，清洗时不要用双手分持两管，也不要用一只手紧捏两管，应只捏住粗管子一边即可。

【思考题】

1. 为什么黏滞计要浸入水中？
2. 为什么实验时水和乙醇的体积必须相同？

（王艳丽）

方法二　落球法测液体黏滞系数

【实验目的】

（1）观察黏滞液体的内摩擦现象。

（2）学会用落球法测液体的黏滞系数。

（3）掌握基本测量仪器（游标卡尺、螺旋测微计、米尺、秒表等）的用法。

【实验原理】

当光滑小球在均匀、各个方向上都无限广阔的液体中下落时，只要小球本身的线度很

小，速度很小，则它所受的黏滞阻力为

$$f = 6\pi\eta vr \tag{3-2-1}$$

式（3-2-1）称为斯托克斯定律，其中 η 是液体的黏滞系数，其单位是 Pa·s，v 是小球下落的速度，r 是小球的半径。

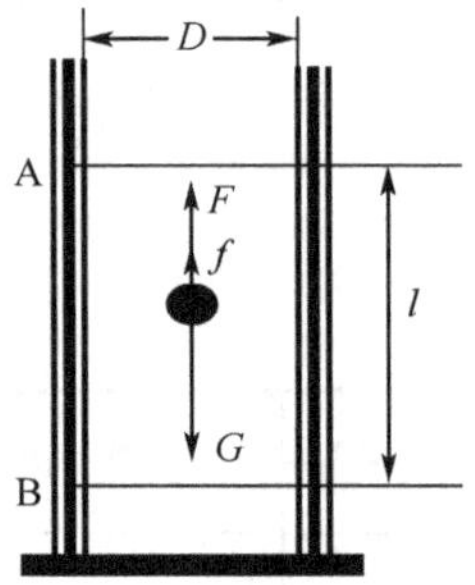

图 3-2-1　小钢球在黏滞液体中受力图

如图 3-2-1 所示，小球在液体中下落时，受到三个力的作用：重力 G（方向竖直向下），浮力 F 和黏滞阻力 f（方向向上）。小球开始下落时速度小，所受黏滞阻力也小；随着速度不断增大，黏滞阻力也不断增大；当黏滞阻力和浮力之和等于重力时，小球开始匀速下落（此时小球的速度称为收尾速度）。则

$$\frac{4}{3}\pi r^3 \rho g = \frac{4}{3}\pi r^3 \rho_0 g + 6\pi\eta vr \tag{3-2-2}$$

式（3-2-2）中：ρ 为小球的密度，ρ_0 为液体密度。由式（3-2-2）可得

$$\eta = \frac{2}{9} \times \frac{(\rho - \rho_0) g r^2}{v} \tag{3-2-3}$$

令小球的直径为 d，并用，$v = \frac{l}{t}$，$r = \frac{d}{2}$ 代入上式得：

$$\eta = \frac{(\rho - \rho_0)\ g d^2 t}{18 l} \tag{3-2-4}$$

其中 l 为小球匀速下落的距离，t 为小球下落 l 距离所用的时间。

实验时，待测液体必须盛于圆筒中，故不能满足无限深广的条件，实验证明，若小球沿筒的中心轴线下降，式（3-2-4）须作如下改动方能符合实际情况：

$$\eta = \frac{(\rho - \rho_0)\ g d^2 t}{18 l} \cdot \frac{1}{(1 + 2.4\frac{d}{D})} \tag{3-2-5}$$

其中 D 为圆筒内径。由式（3-2-5）可测定 η。

【实验器材】

玻璃圆筒、秒表、米尺、螺旋测微计、温度计、游标卡尺、不同直径的小钢球若干、待测黏滞液体（本实验选用蓖麻油）。

【实验步骤】

（1）玻璃圆筒的筒身贴有两条胶布，在这里我们确定上方胶布的下边缘为小球开始匀速下落的位置，设为标记线 A，同时将下方胶布的上边缘设为标记线 B，选定 AB 为小球匀速下落的距离。

（2）取第一个小球，用螺旋测微计测量其直径 d_1。

（3）用镊子夹起该小球，先将小球在待测油中浸一下，使其表面完全被所测油浸润，然后释放小球，使其沿圆筒的中心轴线下落，用秒表测出小球匀速通过 AB 所需的时间 t_1。

（4）分别取其他四个小球，重复步骤（2）和（3），并在表 3-2-1 中记录测量结果。

（5）用米尺测量 AB 的距离 l；用游标卡尺测量圆筒的内径 D；用温度计测量蓖麻油的温度 T；另外，小球的密度 ρ 和重力加速度 g 已在表格中直接给出。

【实验数据记录表格】

表 3-2-1 乙醇黏滞系数测定

编号	d_i（mm）	t_i（s）	l（mm）	D（mm）	ρ（kg/m^3）	T（℃）	g（m/s^2）	ρ_0（kg/m^3）	η_i（Pa·s）
1									
2									
3					7.9×10^3		9.8		
4									
5									

【实验数据处理】

（1）根据附表 1 中给出的数值，绘制蓖麻油的密度与温度的关系曲线（注意：绘制结果应为平滑曲线），并在该曲线上找到在温度 T 下蓖麻油的密度 ρ_0，填入表格 3-2-1 中。

（2）将五组测量值代入式（3-2-5），求出五组黏滞系数 η_1～η_5，填入表格 3-2-1 中，并求出平均值 η，即为本次实验的测量值。

（3）根据蓖麻油的温度 T，在附表 2 中查询此温度下蓖麻油黏滞系数的理论值 η_0，并根据理论值与测量值求出本次实验的相对误差 E。

【注意事项】

（1）实验时，液体中应无气泡，小球应彻底清除油污，且在实验前应保持干燥。

（2）选定标记线 A 的位置，应保证小球在通过 A 之前已经达到它的收尾速度。

【思考题】

1. 实验中引起测量误差的主要因素有哪些？

2. 在特定溶液中当小球半径减小时，其下降的收尾速度如何变化？当小球密度增大时，又将如何变化？

3. 在温度不同的同种液体中，同一小球下降的收尾速度是否相同？为什么？

（冯　健）

实验四　液体表面张力系数的测定

方法一　毛细管法（测高仪）测量液体表面张力系数

【实验目的】

（1）观察毛细现象，学习用毛细管法测量液体表面张力系数。

（2）了解测高仪的结构、工作原理，掌握测高仪的使用方法。

【实验原理】

1. 理论依据　把内径很细的玻璃管插入水中时，水润湿管壁，管内液面上升。产生毛细现象。毛细现象是由于弯曲液面的附加压强所引起的。设玻璃毛细管的内径为 r，蒸馏水的密度为 ρ，毛细管中形成的凹形球面半径为 R，接触角 $\theta<\pi/2$，如图 4-1-1 所示。由于

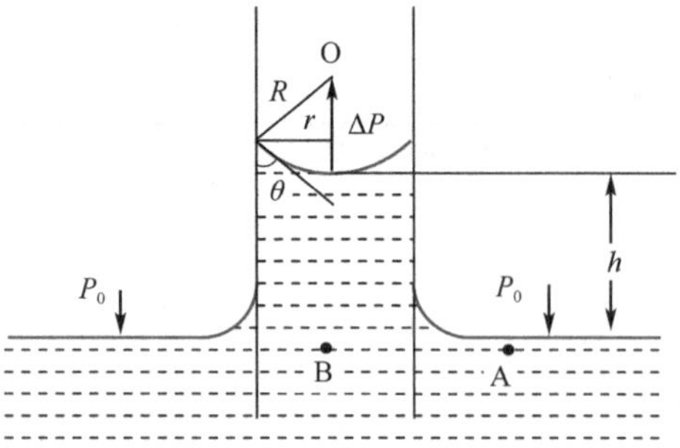

图 4-1-1 毛细现象

凹形球面产生一指向曲率中心的附加压强 Δp，管内 B 点的压强小于管外同深度平液面下 A 点的压强，所以管内液体在压强差的作用下上升到某一高度 h，使 B 点和 A 点的压强相等而达到平衡。由图可见

$$P_A = P_B + \rho gh = P_0 \tag{4-1-1}$$

$$P_B = P_0 - \Delta P = P_0 - \frac{2\alpha}{R} \tag{4-1-2}$$

$$\cos\theta = \frac{r}{R} \tag{4-1-3}$$

整理后得

$$\alpha = \frac{\rho ghr}{2\cos\theta} \tag{4-1-4}$$

设蒸馏水完全润湿管壁，$\theta = 0$，$\cos\theta = 1$，式（4-1-4）化简为

$$\alpha = \frac{\rho ghr}{2} = \frac{\rho ghd}{4} \tag{4-1-5}$$

式（4-1-5）中 $d = 2r$ 为毛细管内径。实验中，只要测出 h、d，查出实验温度下的 ρ，给定 g，利用这个关系就可以准确测定液体的表面张力系数 α。

2. 测量原理 测高仪由基座、立柱、望远镜三个主要部分组成，结构如图 4-1-2 所示。可在一定范围内进行铅直距离和水平距离的测量。

（1）铅直距离的测量。旋松滑套把手“4”移动滑套，使望远镜沿立柱上下滑动至与待测物等高止，锁紧滑套把手“4”固定望远镜。旋转目镜“12”使视野中出现清晰的十字叉丝像，再转动调焦螺旋“13”，使视野中出项清晰的被测物体的像。调节滑套上的轴向微调螺旋“3”，使十字叉丝的水平线分别对准两个待测面，从纵向标尺上读出相对应的两个值 h_1、h_2，做差取绝对值，即可得出待测物高度 $h = |h_2 - h_1|$。

（2）水平距离的测量。调节横向转动手轮“10”，或轴向微调螺旋“3”，使立柱、望远镜与基座游标同步移动，当十字叉丝的竖线分别与待测物的两端相切时，可以从基座上的横向标尺上读出相对应的两个值 d_1、d_2，做差取绝对值，即可得出待测物的水平距离 $d = |d_2 - d_1|$。

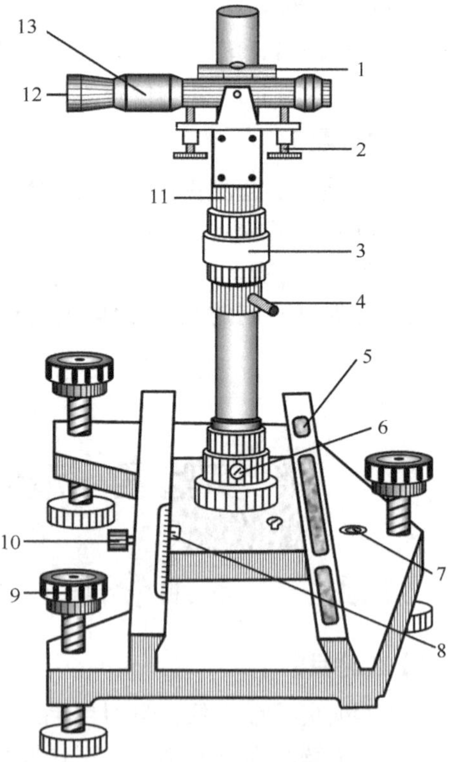

图 4-1-2 测高仪结构

1. 长水准器；2. 水平调节螺旋；3. 轴向微调螺旋；4. 滑套把手；5. 径向制动螺丝；6. 径向微调螺旋；7. 圆水准器；8. 径向游标；9. 可调螺旋；10. 横向转动手轮；11. 滑套；12. 目镜；13. 调焦螺旋

【实验器材】

测高仪、玻璃毛细管、玻璃皿、蒸馏水、苛性钠溶液、支架（附夹）、温度计、吸液球等。

【实验步骤】

1. 调节测高仪进入工作状态 仔细调整基座上的三个底脚螺旋A、B、C，使底座圆水准器“6”中的气泡在正中间，此时基座水平；调节望远镜的水平调节螺旋“2”，使上面的长水准器“1”的气泡居中，望远镜水平。

2. 测量毛细管中液柱上升高度 *h*

（1）将毛细管从苛性钠溶液中取出，先用自来水再用蒸馏水冲洗干净，用吸液球将毛细管内残留液体吹净，然后将毛细管沿竖直方向固定在距离测高仪1米远处的支架上，如图4-1-3所示。调节升降台使玻璃毛细管插入玻璃皿的水中，上下调节升降台，观察毛细管内水柱是否随之升降，观察管内有无气泡残存。

（2）先后旋转目镜“12”和调焦螺旋“13”，使视野中出现清晰的十字叉丝像以及毛细管的清晰倒像并无视差。调节望远镜，使十字叉丝的竖直线与毛细管内壁平行，调节轴向微调螺旋“3”，使十字叉丝的横线刚好和毛细管内液柱上端的凹面部相切，通过轴向游标记下望远镜位置 h_1 于表4-1-1中。

（3）调节轴向微调螺旋“3”，使十字叉丝的横线与玻璃皿中的大液面相切，记下望远镜位置 h_2 于表4-1-1中，可得出液柱高度 $h=|h_2-h_1|$。如此测量3次，求 h 的平均值。

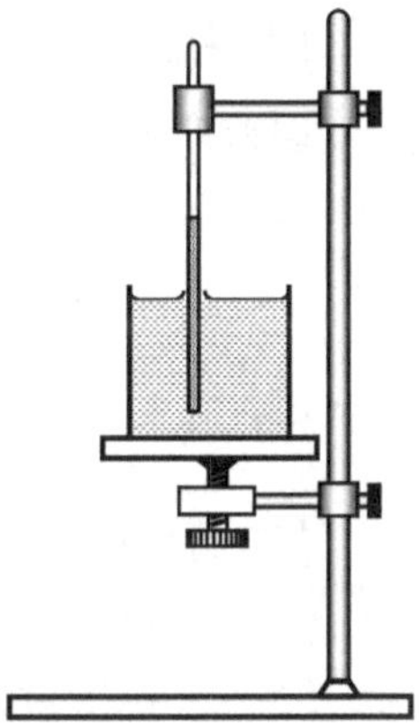

图4-1-3 实验装置图

3. 测量毛细管直径 *d*

（1）将毛细管沿水平方向固定在距离测高仪1米远处的支架上，使接触水的平面端对准物镜的目镜，并与望远镜等高。

（2）先后旋转目镜“12”和调焦螺旋“13”，使视野中出现清晰的十字叉丝像和毛细管端的断面像。

（3）调节横向移动手轮“10”，使望远镜中十字叉丝的竖线与毛细管内孔接近直至相切，记录此时横向游标“8”的数值 d_1 于表4-1-1中。

（4）沿原方向继续旋转手轮“10”，使十字叉丝的竖线与毛细管内孔的另一侧相切，记录此时横向游标“8”的数值 d_2 于表4-1-1中，可得出毛细管直径 $d=|d_2-d_1|$。

（5）将横向移动手轮倒回原处，转动毛细管，重复（3）、（4）步骤两次，测毛细管不同方向的直径记录于表4-1-1中，求出 d 的平均值。

【实验数据记录表格】

表4-1-1 测液柱高度和毛细管内径

测量次数	测量量 (mm)					
	h_1	h_2	h	d_1	d_2	d
1						
2						
3						
平均	/	/		/	/	

【实验数据处理】

（1）用温度计测量水温 t，由附录四查出该温度下水的密度 $\rho_{水}$，将测量结果 h、d 和

$\rho_{水}$ 带入公式（4-1-5）中，计算水的表面张力系数（g 取 9.8m/s^2）。

（2）根据实验温度 t，由附录八查出该温度下水的表面张力系数作为标准值，计算表面张力系数的相对误差。

【注意事项】

1. 清洗后的毛细管不能残留苛性钠溶液，保证玻璃皿内蒸馏水的纯净度。
2. 测水在毛细管中上升高度前，管内不能有残留液体。

【思考题】

误差产生的主要原因有哪些？

（李福星）

方法二　毛细管法（读数显微镜）测量液体表面张力系数

【实验目的】

（1）观察毛细现象，学习用毛细管法测量液体表面张力系数。

（2）了解读数显微镜的结构、工作原理，掌握读数显微镜的使用方法。

【实验原理】

1. 理论依据　同方法一

2. 测量原理　读数显微镜（又称测距显微镜），由显微镜筒、底座、螺旋测微机械三个主要部分组成，结构如图 4-2-1 所示，可用来测量微小距离或微小距离的变化。

读数显微镜的量程一般为几个厘米，分度值为 0.001 厘米。常见的一种读数显微镜的机械部分是根据螺旋测微原理制造的，一个与螺距为 1 毫米的丝杠联动的刻度圆盘上有 100 个等分格，因此，它的分度值是 0.001 厘米。

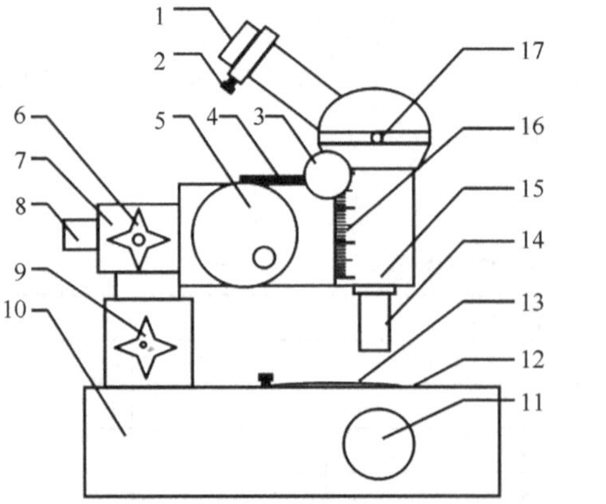

图 4-2-1　读数显微镜的结构

1. 目镜；2. 目镜锁紧螺钉；3. 调焦手轮；4. 读数标尺；5. 测微鼓轮；6. 锁紧手轮 I；7. 接头轴；8. 方轴；9. 锁紧手轮；10. 底座；11. 反光镜旋轮；12. 载物台；13. 压片；14. 物镜组；15. 镜筒；16. 刻尺；17. 镜筒锁紧螺钉

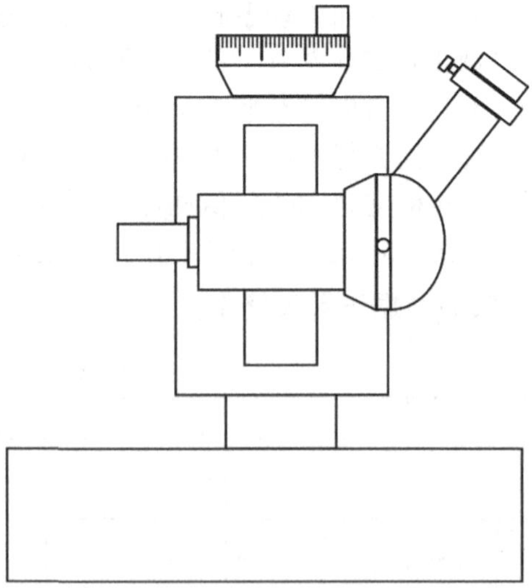

图 4-2-2　读数显微镜铅直距离测量状态

（1）水平距离的测量。旋转目镜使视野中出现清晰的十字叉丝像，再转动调焦手轮，使视野中出现清晰的被测物体的像。调节调节测微鼓轮，使十字叉丝的水平线分别对准两个待测面，从读数标尺和读数盘上读出相对应的两个液面的位置 d_1 、d_2 ，做差取绝对值，即可得出两个待测面之间的距离 $d=|d_2-d_1|$ 。

（2）铅直距离的测量。旋松锁紧手轮Ⅰ，将螺旋测微机械部分可以绕方轴旋转 90° ，旋紧锁紧手轮Ⅰ固定螺旋测微机械部分，如图 4-2-2 所示，可以使读数显微镜调整成为铅直距离测量状态。

旋转目镜使视野中出现清晰的十字叉丝像，再转动调焦螺旋，使视野中出现清晰的被测物体的像。调节测微鼓轮，使十字叉丝的水平线分别两个待测面，从读数标尺和读数盘上读出相对应的两个待测面的位置 h_1 、h_2 ，做差取绝对值，即可得出两个待测面之间的铅直距离 $h=|h_2-h_1|$ 。

【实验器材】

表面张力系数仪、玻璃毛细管、玻璃皿、读数显微镜、蒸馏水、苛性钠溶液、温度计、支架（附夹）、吸液球等。

【实验步骤】

1. 调节读数显微镜进入工作状态

（1）如图 4-2-3 所示，将读数显微镜调整成为铅直距离测量状态，旋紧锁紧手轮Ⅰ固定螺旋测微机械部分。

（2）旋转目镜，使目镜视野中出现清晰的十字叉丝像。

2. 测量毛细管中液柱上升高度 *h*

（1）将毛细管从苛性钠溶液中取出，先用自来水再用蒸馏水冲洗干净，用吸液球将毛细管内残留液体吹净，然后将毛细管沿竖直方向固定在支架上，如图 4-2-4 所示。调节升降台使玻璃毛细管插入玻璃皿的水中，上下调节升降台，观察毛细管内水柱是否随之升降，观察管内有无气泡残存。

（2）旋转调焦螺旋，使视野中出现毛细管的清晰倒像并无视差。调节显微镜，使十字叉丝的竖直线与毛细管内壁平行，调节测微鼓轮，使十字叉丝的横线刚好和毛细管内液柱上端的凹面部相切，通过读数标尺和读数盘记下显微镜位置 h_1 于表 4-2-1 中。

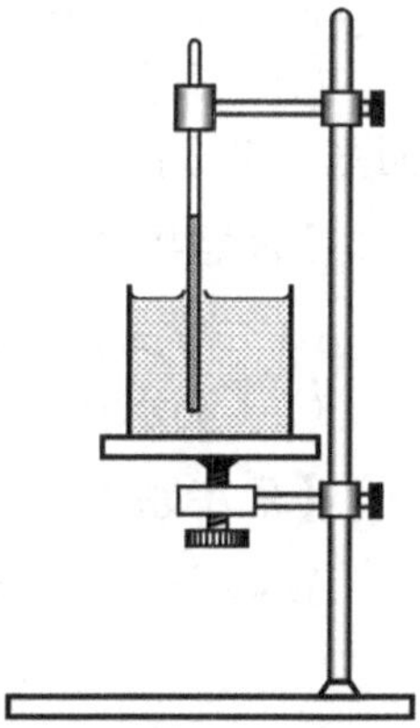

图 4-2-3 实验装置图

（3）调节测微鼓轮，使十字叉丝的横线与玻璃皿中的大液面相切，记下显微镜位置 h_2 于表 4-2-1 中，得出液柱高度 $h=|h_2-h_1|$ 。如此测量 3 次，求 h 的平均值。

3. 测量毛细管直径 *d*

（1）将毛细管沿水平方向固定在支架上，使接触水的平面端对准物镜的目镜，并与显微镜筒等高。

（2）旋转调焦螺旋，使视野中出现清晰的毛细管端的横断面像。

（3）调节测微鼓轮，使望远镜中十字叉丝的横线与毛细管内孔接近直至相切，通过读数标尺和读数盘记下显微镜位置 d_1 于表 4-2-1 中。

（4）沿原方向继续旋转测微鼓轮，使十字叉丝的横线与毛细管内孔的另一侧相切，通过读数标尺和读数盘记下显微镜位置 d_2 于表 4-2-1 中，可得出毛细管直径 $d=|d_2-d_1|$ 。

（5）将测微鼓轮倒回原处，转动毛细管，重复（3）、（4）步骤两次，测毛细管不同方向的直径记录于表 4-2-1 中，求出 d 的平均值。

【实验数据记录表格】

表 4-2-1　测液柱高度和毛细管内径

测量次数	测量量 (mm)					
	h_1	h_2	h	d_1	d_2	d
1						
2						
3						
平均	/	/		/	/	

【实验数据处理】

表 4-2-2　液体表面张力数据处理

名称	h（m）	d（m）	$\rho\left(\mathrm{kg/m^3}\right)$	$g\left(\mathrm{m/s^2}\right)$	t（℃）	$\alpha_{标}$ (N/m)	$\bar{\alpha}$ (N/m)	E_α
数据								

（1）用温度计测量水温 t，由附录四查出该温度下水的密度 $\rho_{水}$，将测量结果 h、d 和 $\rho_{水}$ 带入公式（4-2-5）中，计算水的表面张力系数（g 取 $9.8\,\mathrm{m/s^2}$），填入表 4-2-2。

（2）根据实验温度 t，由附录八查出该温度下水的表面张力系数作为标准值，计算表面张力系数的相对误差 E_α。

【注意事项】

（1）清洗后的毛细管不能残留苛性钠溶液，保证玻璃皿内蒸馏水的纯净度。

（2）测水在毛细管中上升高度前，管内不能有残留液体。

【思考题】

误差产生的主要原因有哪些？

（黄　河）

实验五　万用电表的使用

【实验目的】

（1）了解指针式万用电表的工作原理。

（2）掌握指针式万用电表的基本使用方法。

（3）熟练应用指针式万用表测量交直流电压、直流电流和电阻。

【实验原理】

1. 万用表组成　指针式万用电表由表头、表盘、表箱、表笔、转换开关、电阻和整流器构成，如图 5-1 所示。表头一般为磁电式电流表。它允许通过的最大电流（满偏电流）一般为几微安到几百微安。在它的表盘上，有多种标度尺。转换开关是由一些固定触点和活动触点组成，其作用是使被测对象与表内不同测量线路相接。测量电路是由电阻、整流元件、干电池等组成的，其作用是可以测量交流电压、直流电压、直流电流和电阻等电学量。对于不同的测量项目，测量线路的结构是不同的。

2. 表头改装

（1）直流电流挡。将测量范围很小的直流电流表表头与电阻并联就可增大测量范围，表头与不同阻值的电阻并联，就可得到不同的量程（即最大测量范围，也称“挡”），如图 5-2 所示。并联电阻越小，量程也就越大。

（2）直流电压挡。表头本身也是一个量程很小的直流电压表，其量程为 $V_g = I_g R_g$（I_g 为表头满偏电流，R_g 为表头内阻）。根据分压原理，表头与不同的电阻串联就能得到不同的量程，如图 5-3 所示。

（3）交流电压挡。图 5-4 是多量程交流电压表原理图，图中 D_2、D_1 为整流元件，可将交流电转换成直流电，再进行电压测量。

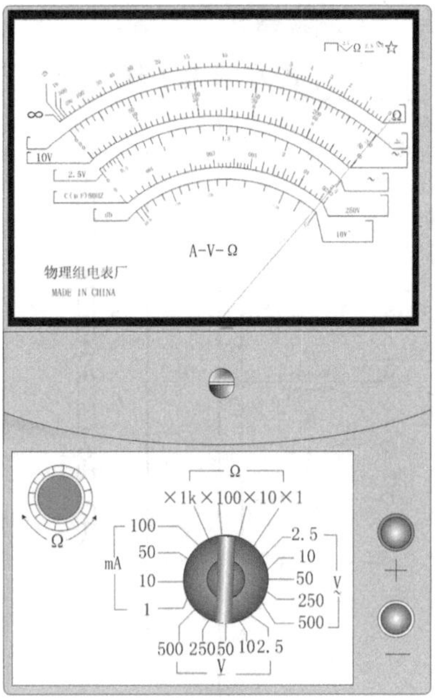

图 5-1　指针式万用电表

（4）电阻挡。图 5-5 是欧姆表的原理图，它由表头、电池、电阻 R_i 和调零电阻 R_0 组成。当 R_x 在 0～∞ 之间变化时，指针将在刻度线右端到左端位置间变化，正好与电流表、电压表的刻度相反。另外，标尺的刻度是不均匀的，R_x 越大，刻度越密。同学们可根据学过的理论知识自行推导电流与电阻之间的关系。

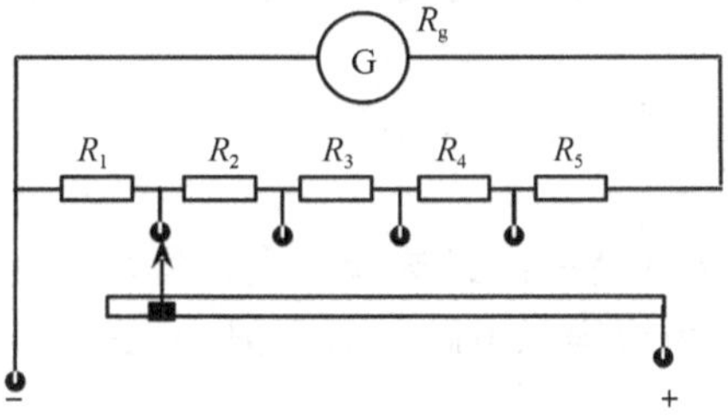

图 5-2　多量程直流电流挡

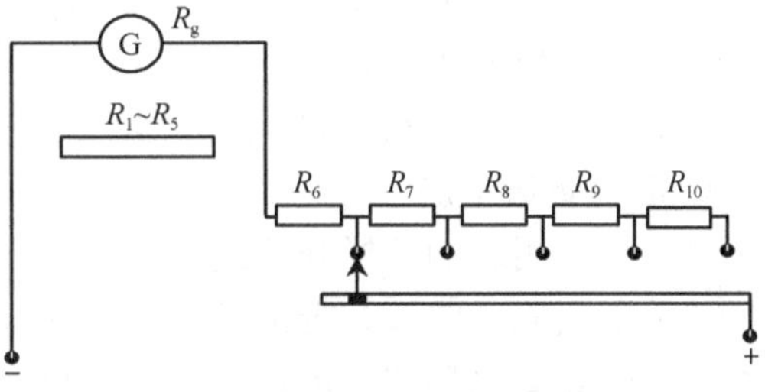

图 5-3　多量程直流电压挡

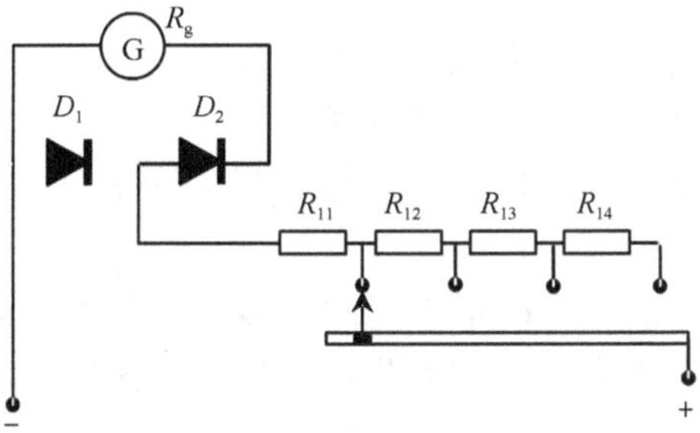

图 5-4　多量程交流电压挡

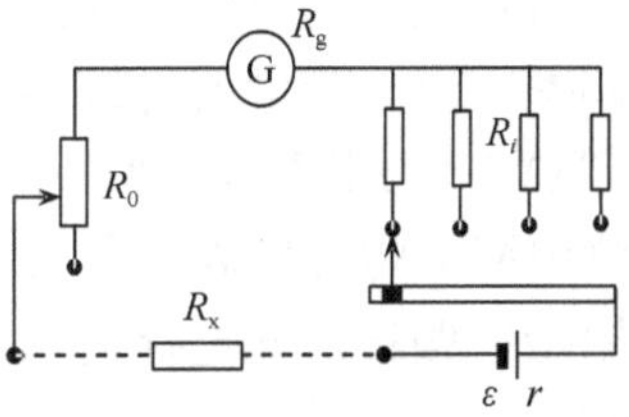

图 5-5　欧姆表原理图

【实验器材】

指针式万用表 1 块，交、直流电源，1.5V 干电池一节，实验线路板 1 块，导线若干。

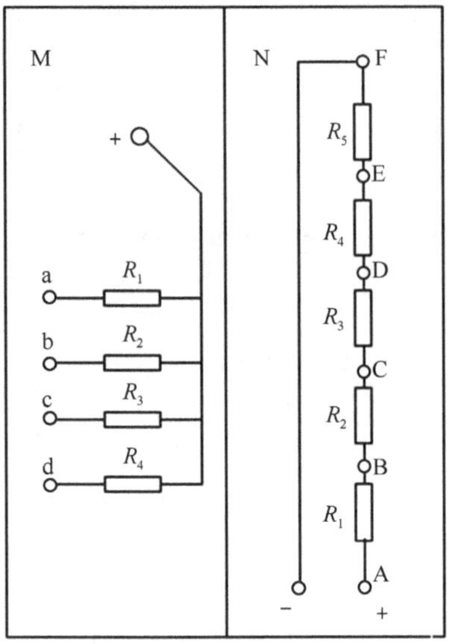

图 5-6　实验线路板

【实验步骤】

1. 测量直流电压

（1）把实验线路板 N 区部分接在直流电源上，如图 5-6 所示。

（2）将指针式万用表（以下简称万用表）的选择开关拨至标有“$\underline{\mathrm{V}}$”范围内的适当量程上（如果不知待测电压大小范围，应先选量程最大一挡，然后再根据指针偏转情况换成适当量程）。

（3）测量时，将万用表红表笔接触被测电路的高电势端，黑表笔，接触被测电路的低电势端，即与被测元件并联。

（4）根据所用量程及指针位置，从标有“—”的第二排刻度线直接读出被测电压值（估读到最小分格十分位）。

（5）依上述方法，分别测量 AB、AC、AD、AE、AF 间的电压值，将所得数据记入表 5-1 中。

2. 测量交流电压

（1）把实验线路板 N 区部分接在交流电源上（不分正负）。

（2）将万用表的选择开关拨至标有“$\underset{\sim}{\mathrm{V}}$”范围内的适当量程上。

（3）根据所用量程及指针位置，从标有“～”的第三排刻度线（注意：10 伏量程读第四排）直接读出电压值。

（4）依次测量 AB、AC、AD、AE、AF 间的电压值并记入表 5-1 中。

3. 测量直流电流

（1）将万用表的选择开关拨至置有“mA”的选择范围内，选择适当量程。

（2）把实验线路板 M 区电路与干电池、万用表组成串联电路，每次只接入一个电阻，红表笔接电路高电势端，黑表笔接电路低电势端。

（3）分别测量在 4 个不同阻值情况下电路中电流的大小。根据所用量程及指针位置，从第二排刻度线读出相应的电流值，记入表 5-2 中。

4. 测量电阻

（1）断开限流分压装置的所有电源（使用欧姆挡测电阻决不可带电操作）。

（2）将万用表的选择开关拨至标有“Ω”的范围并选择适当量程。

（3）调整零点。测量前将红表笔和黑表笔短接，调节板面上右侧的调零旋钮，使指针指在标有“Ω”的刻度线（第一排）“0”点上。

（4）测电阻。将红黑表笔分别接触被测电阻的两端（两手不能同时接触表笔的金属部分），根据指针偏转情况选择适当量程（指针指在刻度盘的中央附近为好），确定量程后先调零再测量。

（5）读数。将读得的数值乘上所用量程的倍率，即为被测电阻的电阻值。

（6）依次测出实验线路板M区部分的四个限流电阻R_1、R_2、R_3、R_4的电阻值，记入表5-3中。

【实验数据记录表格】

表5-1 测直流、交流电压

测量量	测量点	AB	AC	AD	AE	AF
直流电压	量程(V)					
	电压值(V)					
交流电压	量程(V)					
	电压值(V)					

表5-2 测直流电流

测量点	a	b	c	d
量程（mA）				
电流值（mA）				

表5-3 测量电阻

待测电阻	R_{1a}	R_{2b}	R_{3c}	R_{4d}
量程				
电阻值（Ω）				

【注意事项】

（1）实验所用交、直流电压应为安全电压范围。

（2）不得带点测量电阻，严格按照要求使用各挡测量不同的电学量。

（3）采用跃接法检测所选量程是否适当，防止量程过小损坏表头。

【思考题】

1. 能否用万用表的电流挡测量电压？用小量程的电流（或电压）挡测量大电流（或大电压）有什么危险？

2. 用万用表欧姆挡测电阻时，两只手分别捏住两表笔的属部分，对测量结果有什么影响？

（李福星）

实验六 示波器的使用

【实验目的】

（1）了解示波器的主要结构和显示波形的基本原理。

（2）学会使用示波器和信号发生器。

（3）用示波器测量正弦信号的有效值和频率。

【实验原理】

1. 示波器的基本结构 示波器的主要部分有示波管、带衰减器的Y轴放大器、X轴放大器、扫描发生器（锯齿波发生器）、触发同步和电源等。

（1）示波管（图 6-1）。示波管主要包括电子枪、偏转系统和荧光屏三部分，全都密封在玻璃外壳内，里面抽成高真空。荧光屏是示波器的显示部分。电子枪由灯丝 H 、阴极 K 、控制栅极 G 、第一阳极 A_1 、第二阳极 A_2 五部分组成。示波器面板上的“亮度”调整可改变屏上的光斑亮度，“聚焦”和“辅助聚焦”分别调节第一阳极和第二阳极电位，使荧光屏上的光斑成为明亮、清晰的小圆点。偏转系统由两对相互垂直的偏转板组成，一对垂直偏转板 D_1、D_2，一对水平偏转板 D_3、D_4。在偏转板上加以适当电压，电子束通过时，其运动方向发生偏转，从而使电子束在荧光屏上的光斑位置也发生改变。

（2）信号放大器和衰减器。当加在偏转板的信号过小、过大时，要预先将信号电压加以放大、缩小，然后再加到偏转板上，以适应放大器的要求。

（3）扫描系统。扫描系统用来产生一个随时间作线性变化的扫描电压，这个电压经 X 轴放大器放大后加到示波管的水平偏转板上，使电子束产生水平扫描。

2. 示波器显示波形的原理 在竖直偏转板上所加周期为 T_y 的待测信号电压和水平偏转板上所加周期为 T_x 的锯齿波扫面电压的共同作用下，可观测到待测信号波形。

3. 同步的作用 为在荧光屏上观测到 n 个稳定、完整的波形，必须满足：$T_x / T_y = n(n=1,2,3,\cdots)$，这个过程是通过调节示波器上的“扫描时间”（或“扫描范围”）、“扫描微调”旋钮实现的。通过调节锯齿波电压的周期 T_x，使之与被测信号的周期 T_y 成整数倍，从而在示波器屏上得到所需数目的完整的被测波形，即实现同步。

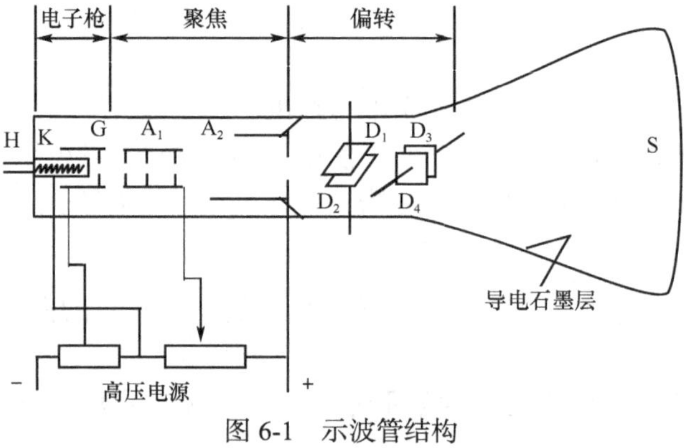

图 6-1 示波管结构

K-阴极；H-加热灯丝；G-控制栅极；A_1-第一阳极；A_2-第二阳极；D_1、D_2-垂直偏转板；D_3、D_4-水平偏转板；S-荧光屏

【实验器材】

DF4320 型示波器、DF1027A 低频信号发生器、连接线等。

【实验步骤】

1. 熟悉示波器各旋钮的用途及使用方法 DF4320 型示波器调节面板结构如图 6-2 所示。各旋钮的用途及使用方法如下：“1”电源指示器；“2”电源开关：用于接通和关断仪器的电源；“3”AC 、GND 、DC ：被测信号耦合方式；“4”偏转因数开关：改变输入偏转因数 5mV/div～5V/div ，按 1-2-5 进制共分 10 个挡级；“5”PULL×5 ：改变 Y 轴放大器的发射极电阻，使偏转灵敏度提高 5 倍；“6”输入：被测信号的垂直输入端；“7”微调：调节显示波形的幅度，顺时针方向增大，顺时针方向旋足并接通开关为“标准”位置；“8”PULL×10 ：改变水平放大器的反馈电阻使水平放大器放大量提高 10 倍，相应

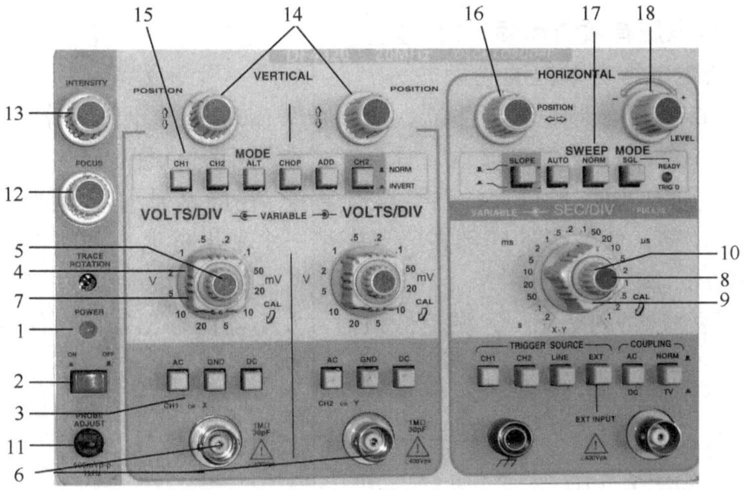

图 6-2 DF4320 型示波器面板结构图

地也使扫描速度及水平偏转灵敏度提高 10 倍；“9” *t* / div 开关：为扫描时间因数挡级开关，从 0.2μs ~ 0.2s / div 按 1-2-5 进制，共十九挡，当开关顺时针旋足是“X-Y”或“外 X”状态。“10”微调：用以连续改变扫描速度的细调装置。顺时针方向旋足并接通开关为“校准”位置。“11”：校准信号，输出 1kHz 、0.5V 方波；“12”聚焦：轨迹清晰度调节；“13”亮度：轨迹亮度调节；“14”垂直位移；“15”垂直方式开关：五位按钮开关，用来选择垂直放大系统的工作方式。CH1 -显示 CH1 通道信号、ALT -同时显示 CH1 和 CH2 通道信号、CHOP -两个通道断续显示、CH2 -显示 CH2 通道信号、ADD -显示 CH1 与 CH2 信号幅度代数和或差；“16”水平位移；“17”触发方式开关：AUTO -扫描发生器自动工作、NORM -常态；“18”电平。

2. 开机前的准备及面板一般功能的检查

（1）将面板上相关控制件按表 6-1 的要求设置。

表 6-1 开机前的准备

控制件名称	作用位置	控制件名称	作用位置
亮度	居中	输入耦合	DC
聚焦	居中	扫描方式	自动
位移（三只）	居中	触发极性	上升沿
垂直方式	CH1	扫描速率	0.5ms
电压衰减	0.1V	触发源	CH1
衰减微调	顺时针到底	耦合方式	AC 常态

（2）按下 POWER 键，接通电源，电源指示灯亮，预热 2 分钟左右，屏幕上出现一条水平亮线，分别调整亮度和聚焦旋钮，使线的亮度适中、清晰。

（3）用连接电缆将校准信号（1000Hz 、0.5V）输入至 CH1 通道。

（4）调节电平旋钮使波形稳定，分别调节垂直和水平移位旋钮至合适位置，屏幕上出现 5 个完整的方波信号，水平方向占 10 个格，竖直方向幅度占 5 个格。

（5）将连接电缆换至 CH2 通道，表 6-1 中的垂直方式也换至 CH2，重复（4）操作，应观察到相同的结果。

3. 正弦交流电电压有效值和频率的测量

（1）正弦交流电电压有效值的测量

1）接通 DF1027A 型低频信号发生器，输出频率 2.0kHz 的正弦交流信号。

2）将信号输入至CH1 或CH2 通道，垂直方式选用相应的通道。

3）调整触发电平，使波形稳定；调整扫描速率，使屏幕显示几个稳定波形。

4）调整垂直位移，使波形的底部在屏幕中某一水平坐标上；调整水平位移，使波形的顶部在屏幕中央的垂直坐标上。

5）设置电压衰减器为1V / div，调整低频信号发生器的输出幅度，使屏幕上信号波形的峰—峰值占 5.4 个格。

6）按下式计算被测信号的有效值：

被测信号的有效值 = 垂直方向的格数×电压衰减因数×$\sqrt{2}/4$

将测得结果记入表 6-2 中。

7）按表 6-2 要求设定 1）、5）各量，重复“正弦交流电电压有效值的测量”步骤 1）～6），将测得结果记入表 6-2 中。

（2）正弦交流电频率的测量

1）电压衰减置1V / div，调整低频信号发生器电压输出，使屏幕上的波形幅度为 4 个格。

2）扫描速率置1ms / div，调整低频信号发生器频率输出，使屏幕上的波形每个周期为 2.0 个格。

3）调整触发电平，使波形稳定。

4）分别调整垂直位移和水平位移，使波形中需测量的两顶点位于屏幕中央的水平刻度线上。

5）测两顶点间水平距离格数n，周期$T = n \times$扫描速率，频率$f = 1/T$，将计算结果记入表 6-3 中。

6）按表 6-3 要求设定 2）中各量，重复“正弦交流电频率的测量”步骤 1）～5），将测得结果记入表 6-3 中。

4. 方波信号电压幅值和频率的测量

（1）电压幅值的测量

1）将低频信号发生器输出的1.5kHz 方波信号输入至CH1 通道。

2）示波器电压衰减置 2V / div，扫描速率置 0.2ms / div。

3）调整低频信号发生器输出电压，使屏幕上电压幅度占 2 个格。

4）按公式“垂直方向的格数×电压衰减因数”计算电压幅值记入表 6-4 中。

（2）频率的测量

1）将低频信号发生器输出的1.5kHz 方波信号输入至CH1 通道。

2）示波器电压衰减置 2V / div，扫描速率置 0.5ms / div，扫描微调旋钮拉出（仍保持顺时针到底），即扫描倍率×5。

3）测出一个周期所占的格数，按公式“T=格数×扫描速率/5”计算周期，再根据$f = 1/T$计算频率，计算结果记入表 6-4 中。

4）输入频率改为 30.00kHz，扫描速率置 20μs / div，重复“频率的测量”步骤 1）～3）。

5. 直流电压的测量

（1）撤掉输入信号，屏幕显示一扫描基线。

（2）设置被选用通道的耦合方式为“GND”。

（3）调节垂直位移，使扫描线与某一水平坐标重合，定义此时的电压为零。

（4）将待测直流电信号（1.5 伏特干电池）馈入 CH1 通道。

（5）输入耦合置“DC”，电压衰减“0.5V / div”（微调顺时针到底）。

（6）测量扫描线在垂直方向偏移基线的距离。

（7）按下式计算被测直流电压值：V =垂直方向格数×电压衰减因数×偏转方向（“+”或“–”），将计算结果记入表 6-5 中。

（8）将（4）中正、负极性互换，重复直流电压的测量步骤（1）～（7）。

6. 两信号的加、减

（1）设置垂直方式为“ALT”，CH2 极性置“NORM”。

（2）将机内检测信号分别输入“CH1”、“CH2”通道。

（3）两个电压衰减皆置于“0.2V / div”，调节垂直位移，使两个信号波形的垂直位置靠近屏幕中央。

（4）将垂直方式置换成“ADD”，即得到两个信号的代数和显示。

（5）将“NORM”置换成“INVERT”，得到两个信号的代数差显示。

（6）在坐标纸上画出运算前后的波形图。

【实验数据记录表格】

表 6-2　正弦交流电电压有效值的测量

输入频率（kHz）	电压衰减（V / div）	电压峰—峰值格数	电压有效值（V）
2.0	1	5.4	
10.0	2	4.6	
100.0	0.5	4.0	

表 6-3　正弦交流电频率的测量（衰减 1V/div，幅度 4 个格）

扫描速率	格数/周期	测量频率（Hz）	显示频率（Hz）
1（ms/div）	2.0		
0.2（ms/div）	2.5		
50（μs/div）	2.0		

表 6-4　方波信号电压幅值和频率的测量（电压衰减 2V/div）

输入频率（kHz）	扫描速率	电压幅值格数	电压幅值（V）	/
1.500	0.2(ms/div)	2.00		/
输入频率（kHz）	扫描速率	周期格数	周期（ms）	频率（kHz）
1.500	0.5(ms/div)			
30.00	20(μs/div)			

表 6-5　直流电压的测量

Y 轴衰减（V / div）	接入方式	电压幅值格数	电压值（V）
0.5	正向		
0.5	反向		

【注意事项】

注意偏转因数旋钮的一钮多用，防止误操作影响测量结果。

【思考题】

为什么测直流电压时要设置被选用通道的耦合方式为“GND”？

（张晓槟）

实验七 整流滤波

【实验目的】

（1）理解半波整流、全波整流和滤波电路原理。

（2）进一步巩固示波器的使用。

【实验原理】

1. 整流 整流电路的作用是把交流电转换成直流电，整流后的直流是方向不变、大小变化的脉动直流，利用二极管的单向导电性可实现整流。

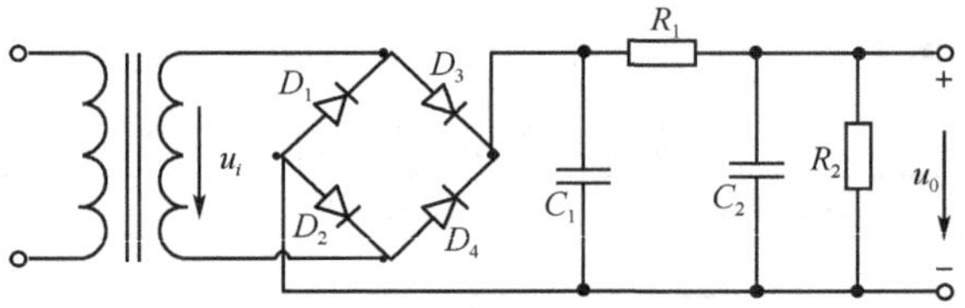

图 7-1 全波整流 π 型滤波电路

（1）半波整流。将图 7-1 中 D_3、D_2、R_2 接通，D_1、D_4、C_1、C_2 断开，R_1 位置用导线连接，组成半波整流电路。若输入正弦交流电为 $u_i(t)=U_P\sin\omega t$，输入波形如图 7-2A 所示，则得到图 7-2B 所示输出波形的脉动直流电。

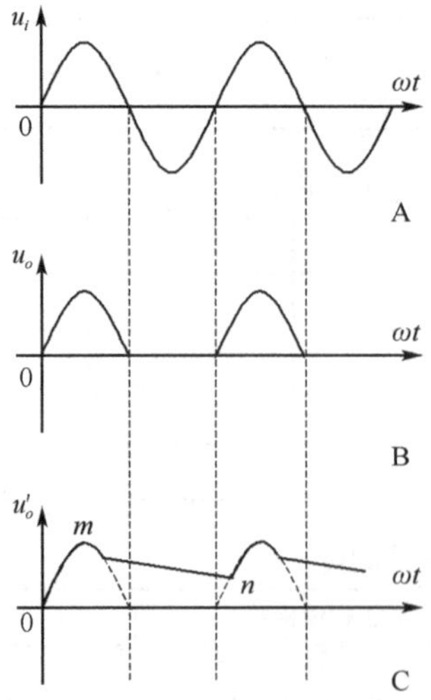

图 7-2 半波整流电路图

A. 输入信号；B. 半波整流；C. 电容滤波

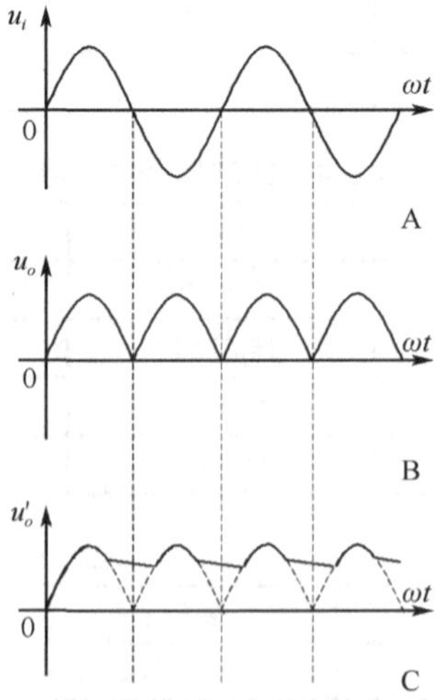

图 7-3 全波整流电路

A. 输入信号；B. 半波整流；C. 电容滤波

设U_i为变压器次级正弦交流电压的有效值，在忽略二极管内阻的情况下，输出直流电压为$U_o=\frac{\sqrt{2}}{\pi}U_i$。

（2）全波桥式整流。将图 7-3 中D_1、D_2、D_3、D_4、R_2接通，R_1位置用导线连接，C_1、C_2不接，组成全波整流电路，则得到图 7-3B 所示输出波形脉动直流电，输出直流电压为$U_o=\frac{2\sqrt{2}}{\pi}U_i$。

2. 滤波电路 经过整流后的电压是脉动较大的直流电，为得到平稳直流电，通常要加滤波器，经滤波后的直流电将变得比较平稳。电容滤波是一种最简单的滤波方法。

（1）半波整流电容滤波电路。在半波整流电路的基础上再接通电容C_1，就组成半波整流一个电容滤波电路。输出脉动直流电波形如图 7-2C 所示。该电路的工作过程是：在 om 段，电容器的充电电压u_c与上升的正弦电压u_i一致，u_i在 m 点达到最大值，u_c也达到最大值，而后u_i和u_c都开始下降，u_i下降较快，而u_c按电容器放电曲线 mn 下降，这时$u_c>u_i$，二极管承受反向电压而截止。由于电容器对负载放电的结果，负载中仍有电流通过，这种过程呈周期性变化。

（2）全波整流电容滤波电路。在半波整流电路的基础上再接通电容C_1，就组成全波整流一个电容滤波电路。输出脉动直流电波形如图 7-3C 所示，工作原理同半波整流电容滤波电路。

（3）全波整流π型滤波电路。图 7-1 是全波整流π型滤波电路，电阻R_1可使C_1放电速度减慢，C_2的滤波作用也可以间接减少C_1的脉动成分，所以加入R_1、C_2后，使R_2上的电压更加平稳。对于整流滤波后的直流电的平稳程度，通常用纹波因数γ来判断，这个值愈小表明输出愈平稳。

$$\gamma=\frac{\text{脉动直流电压的交流分量有效值}}{\text{脉动直流电压的直流分量}} \tag{7-1}$$

【实验器材】

整流滤波电路板、示波器、晶体管毫伏表、万用表、二极管四只、电解电容二只、滤波电阻一只、负载电阻一只、导线若干。

【实验步骤】

1. 比较半波整流与全波整流的特点 按图 7-1 连接半波整流与全波整流电路。

（1）比较两者的输出直流电压。用万用表的直流电压挡测两者的R_2两端的电压直流分量，记入表 7-1 内。

（2）比较两者的输出电压波形。调节示波器分别观察半波、全波整流的波形，并将其画入表 7-1 内。

（3）用晶体管毫伏表测两者的R_2两端的交流电压分量，并将各电压值分别记入表 7-1 中。按式（7-1）计算两者的纹波因数γ，将计算结果记入表 7-1 中。

2. 比较半波、全波整流滤波电路的特点 按图 7-1 分别连接半波整流和全波整流下一个电容滤波、二个电容滤波、π型滤波电路，观察并记录每种电路的输出电压波形，同时测量其交流分量和直流分量，计算波纹因数，将以上各测量值和计算结果都记入表 7-1 中。

【实验数据记录表格】

表 7-1 整流滤波波形和量值

观测项目	波形	交流分量（V）	直流分量（V）	波纹因数
半波整流				
一个电容滤波				
两个电容滤波				
π 型滤波				
全波整流				
一个电容滤波				
两个电容滤波				
π 型滤波				

【思考题】

1. 整流、滤波的主要目的是什么？
2. 要将 220 V 50 Hz 的电网电压变成脉动较小的 6 V 直流电压，需要什么元件？

（张晓槟）

实验八 用光电比色计测定溶液的浓度

【实验目的】

（1）了解光电比色计的基本结构和测量原理。

（2）掌握光电比色计的使用方法。

（3）学习用比较法测量未知量，加深对朗伯-比尔定律的认识。

【实验原理】

如果被测定物质溶液的颜色强度和物质含量成比例，当溶液中的溶质在单色光的照射激发下产生对光的吸收效应时，即可根据光被有色溶液吸收的强度，测出溶液内物质含量的多少。这就是光电比色法测溶液浓度的基本原理。让一束单色平行光射入溶液，若溶液的浓度一定，光通过溶液的距离越大，其强度衰减越大，若光通过溶液的距离一定，溶液的浓度越大，其强度衰减越大。根据朗伯-比尔定律，入射光和出射光的强度关系为

$$I == I_0 \exp(-\beta CL) \tag{8-1}$$

式（8-1）中 I_0 为入射光强度，I 为出射光强度，C 为溶液的浓度，L 为光在溶液中通过的距离，β 为与光强无关的比例常数，其值由溶液的性质和光波波长决定。令：

$$T = \frac{I}{I_0} = \exp(-\beta CL) \tag{8-2}$$

式（8-2）中 T 称为溶液的相对透射率，对式（8-2）做变换并取对数可得

$$D = -\ln\frac{I}{I_0} = \beta CL \tag{8-3}$$

式（8-3）中 D 称为溶液的消光度。

由式（8-3）可知，消光度D与溶液的浓度C以及通过的距离L成正比。因此，当L一定时，如果测出浓度为C_s的标准溶液的消光度D_s，以及待测溶液的消光度D_x，便可求出待测溶液的浓度C_x。即

$$\frac{D_x}{D_s}=\frac{C_x}{C_s} \tag{8-4}$$

光电比色计就是根据式（8-4）的关系式设计的，其基本光路结构如图 8-1 所示。

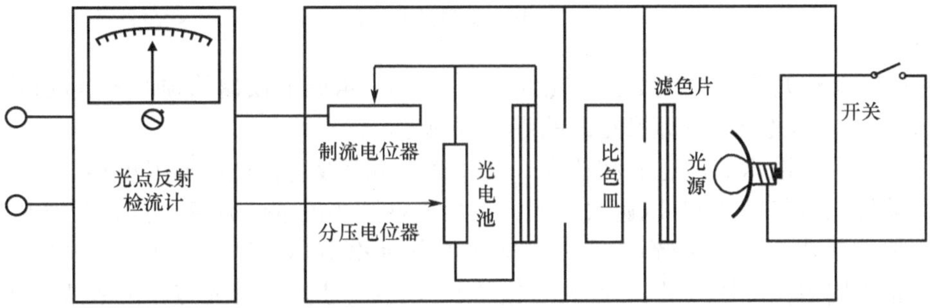

图 8-1 光电比色计基本光路结构图

接通电源时，光源发出的光经滤色片后变成单色光，通过盛纯溶剂的比色皿照射到光电池上的光强是I_0，于是有光电流通过光点反射检流计。调节分压电位器（粗调）和制流电位器（细调），使光点反射检流计的光点达到满标度，这表明与射入光的强度I_0所对应的光电流为i_0，然后将比色皿换成溶液，这时照射到光电池上光的强度为I，所对应的光电流为i，光电流大小与照射光强度成正比，即

$$\frac{I_0}{I}=\frac{i_0}{i}$$

或

$$D=\ln\frac{I_0}{I}=\ln\frac{i_0}{i} \tag{8-5}$$

光电比色计标尺上的刻度上一排是按i/i_0正比例关系，下一排是按$\ln(i_0/i)$对数关系确定的。用纯溶剂调到满标度，表明透射率T为 100%，而消光度为零。标尺上的两排刻线分别表示T和D，测量待测溶液时，可直接读出T值和D值。

【实验器材】

光电比色计，比色皿 5 只，滤色片 3 块，待测硫酸铜溶液，标准硫酸铜溶液 3 种（0.20%，0.40%，0.60%）。

【实验步骤】

（1）光电比色计面板结构如图 8-2 所示。先将控制开关“1”拨到 0（电源关闭）上，粗、细调节器“3”、“2”逆时针调到零，电源插头接到 220V 交流电源上。

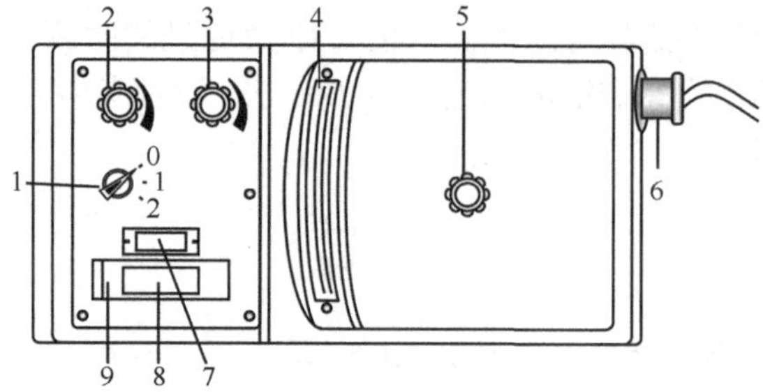

图 8-2 581-G 型光电比色计

（2）将控制开关“1”拨到 1 上（接通电源开关），再调节仪器箱顶的零点调整器“5”，将检流计光点中的黑线落在标尺左面的零刻度线上。

（3）将注入蒸馏水的比色皿和注入 0.20%硫酸铜溶液的比色皿插入可移动的比色皿座“8”内，盖好比色皿盖“9”以遮去杂光，然后选择适当的滤色片插入滤色片座“7”内。

（4）将控制开关“1”拨到 2 上，预热 5 分钟使电流达到稳定。将加入蒸馏水的比色皿推入光路，用粗调旋钮“3”和细调旋钮“2”调节，使检流计光点中的黑线指在标尺右侧的零位上（即消光度为 0，透射率 100%）。

（5）将装有浓度为 0.20%硫酸铜溶液的比色皿推入光路，读出消光度并记录数据到表 8-1 中。

（6）将控制开关从 2 拨到 1，从比色皿座中取出 0.20%硫酸铜溶液的比色皿，换入待测硫酸铜溶液的比色皿，然后盖好比色皿盖，再将控制开关由 1 拨到 2，先将蒸馏水推入光路，调消光度为 0，再将待测溶液推入光路中，读出消光度值并记录数据到表 8-1 中。

（7）分别取 0.40%和 0.60%的硫酸铜溶液，重复步骤 4～6，测出相应的消光度并记录数据到表 8-1 中。

（8）依式（8-4），求出各次相应的 C_x 值及其 3 次的平均值。

（9）测量完毕，将仪器各旋钮、各附件复原。

【实验数据记录表格】

表 8-1 硫酸铜溶液浓度测定

次数	C_S	D_S	D_x	C_x
1				
2				
3				
平均	/	/	/	

【注意事项】

（1）比色皿的清洁极为重要，使用时应用蒸馏水清洗。

（2）实验中尽量避免仪器受到震动。

【思考题】

1. 测量 I_0 时，为什么要将加入蒸馏水的比色皿推入光路，而不是让光直接通过照射到光电池上。

2. 本实验中如何选用滤色片的颜色？为什么？

（任 超）

实验九 旋光仪的使用

【实验目的】

（1）理解光是横波具有偏振性。

（2）了解旋光仪的结构、原理和使用方法。

（3）学习用旋光仪测葡萄糖的旋光率和浓度。

【实验原理】

1. 理论依据 当平面偏振光通过某些物质的溶液时，偏振光的振动面将旋转一定的角度，这种现象称为旋光现象。旋转的角度θ称为旋光角或旋光度，它与偏振光通过溶液的长度和溶液浓度成正比，同时也与温度和光的波长有关。即：

$$\theta = [\alpha]_{\lambda}^{t} CL \tag{9-1}$$

式（9-1）中$[\alpha]_{\lambda}^{t}$称为旋光率，与温度和光的波长有关，它在数值上等于偏振光通过单位长度、单位浓度的溶液后引起振动面旋转的角度。由溶液本身属性决定。

由式（9-1）可看出，若溶液的浓度C和光在溶液中通过的长度L为已知时，测出旋光度θ，便可求出旋光率，即

$$[\alpha]_{t}^{\lambda} = \frac{\theta}{CL} \tag{9-2}$$

若L和$[\alpha]_{t}^{\lambda}$为已知时，测出旋光度θ，便可求出浓度，即

$$C = \frac{\theta}{[\alpha]_{\lambda}^{t} L} \tag{9-3}$$

2. 仪器测量原理 旋光仪是测量旋光性物质旋光度的仪器，如图 9-1 所示。从纳光源“1”射出的光线，通过会聚透镜“2”，滤色片“3”，起偏器“4”成为平面偏振光，在三荫板“5”处产生三部分偏振方向不同的视场，再通过盛有蒸馏水溶液的试管“6”，检偏器“7”，望远镜物镜“8”，可在望远镜目镜“9”中观察到如图 9-2 所示的三种情况。然后旋转调焦螺旋（10）使视场中出现边沿清晰的圆，即对三荫板呈清晰的像，再旋转度盘转动手轮“11”，使检偏器“7”旋转，视场上三部分的亮度发生变化，旋转半周，视场上将出现两次三部分亮度均匀的情况，其中整体亮度较暗时亮度均匀的情况称为零视场。这时检偏器“8”的振动面位置可从读数盘的游标“10”上读出，记为θ_1。如果将盛液试管中换入具有旋光性的待测溶液，则平面偏振光的振动面就被旋转一个角度，这时零视场被破坏，再调节度盘转动手轮“11”，恢复零视场，读出游标示数θ_2，则两次示数之差就是溶液的旋光度θ，即

$$\theta = \theta_2 - \theta_1 \tag{9-4}$$

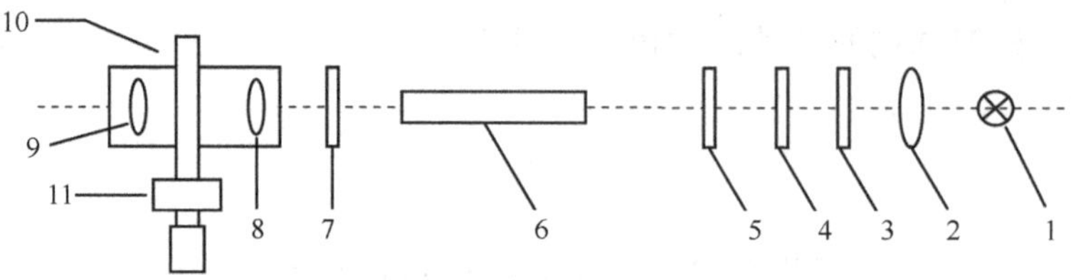

图 9-1 旋光仪光学系统简图

1. 光源；2. 会聚透镜；3. 滤色片；4. 起偏器；5. 三荫板；6. 盛液试管；
7. 检偏器；8. 物镜；9. 目镜；10.度盘及游标；11. 度盘转动手轮

为了消除度盘的偏心差，度盘采用双游标读数，每个窗口可读0～180.00°，精密度为0.05°。三荫板的作用是帮助我们判断亮度。因要判断检偏器旋转后的亮度是否复原，只靠眼睛的主观判断能力，会有很大的误差。三荫板是把一块条形石英片放在两块玻璃片中间胶合而成。当从起偏器得到的平面偏振光通过三荫板时，透过两侧玻璃片的偏振光，其振动面方向保持不变，而通过中间石英片的偏振光，由于石英具有旋光性，其光的振动方向旋转了一个角度 β。因此，透过三荫板的平面偏振光，就变成了偏振面不同的两部分，即 AA'，BB'，如图 9-2 所示。如果将检偏器振动轴的方向调整到与透过石英片的偏振光的振动面垂直，则有一部分偏振光可通过两侧，不能通过中间，两边亮中间暗。如果将检偏器振动轴的方向调整到与透过石英片的偏振面和透过两侧玻璃的偏振面的角平分线上或与透过石英片的偏振面和透过两侧玻璃的偏振面的角平分线垂直上时，则透过两侧和中间的强度相同，整个视场亮度相同，分界线消失。

但由于石英片的偏光角度较小，因此，当将检偏器振动轴的方向调整到与透过石英片的偏振面和透过两侧的偏振面的角平分线上时，视场亮度较大，而当将检偏器振动轴的方向调整到与透过石英片的偏振面和透过两侧的偏振面的角平分线垂直上时，视场亮度较小，对于眼睛亮度低时容易判断亮度的差别，故将其作为判断的标准（零视场）。

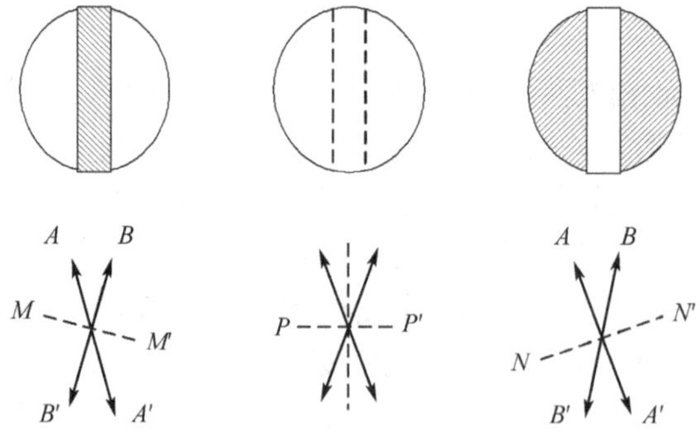

图 9-2 零视场

【实验器材】

旋光仪，盛液试管一盒，10%葡萄糖溶液，待测葡萄糖溶液，温度计（公用）。

【实验步骤】

（1）将旋光仪接于 220V 交流电，开启电源开关，待 5 分钟钠光灯发光正常，便可开始实验。

（2）将装满蒸馏水的试管放入旋光仪中，然后转动调焦螺旋，使望远镜的视场中出现边缘清晰的圆。

（3）转动度盘转动手轮“11”，使视场中出现零视场，将左右窗的游标示数计入表格9-1中。

（4）将10%已知浓度溶液的试管放入旋光仪中，转动度盘转动手轮“11”，使视场中出现零视场，将左右窗的游标示数计入表9-1中。

（5）将待测未知浓度溶液的试管放入旋光仪中，转动度盘转动手轮“11”，使视场中出现零视场，将左右窗的游标示数计入表9-1中。

（6）重复步骤（2）～（5）三次。

【实验数据记录表格】

表9-1　葡萄糖溶液浓度测定

次数	1			2			3		
溶液种类	水	10%糖	待测	水	10%糖	待测	水	10%糖	待测
试管长度									
左窗读数									
右窗读数									
左右平均									
旋光度									

【实验数据处理】

由式（9-2）计算旋光率，然后再按式（9-3）求得未知浓度，求平均值。

【注意事项】

试管中的液体必须充满，不能有气泡。如有气泡可排至试管的凸起处，并将凸起处靠近物镜端，否则影响测量结果。

【思考题】

1. 旋光实验中选取的试管长度对结果（旋光率和浓度）有无影响？为什么？

2. 如果将检偏器振动轴的位置调到与透过玻璃片的偏振光的振动面方向一致，视场中将呈现何种情况？与透过石英片的偏振光的振动面方向一致，视场中又将呈现何种情况？

（焦海颖）

第三篇　综合性实验

实验十　人耳听阈曲线的测定

【实验目的】

（1）理解声强、声强级，响度、响度级的联系与区别。

（2）掌握听觉实验仪的使用方法。

（3）测定人耳的听阈曲线。

【实验器材】

听觉实验仪、立体声耳机等。

【实验原理】

1．声强级、响度级和听阈曲线　频率范围在 20～20 000Hz 的机械纵波可以引起人耳的听觉，称为声波。常用声强 I 和声强级 L 两个物理量描述声波能量的大小，两者的关系为

$$L=\lg\frac{I}{I_0}(\mathrm{B})=10\lg\frac{I}{I_0}(\mathrm{dB}) \qquad (10\text{-}1)$$

式（10-1）中，$I_0=10^{-12}\mathrm{W/m^2}$ 。

人耳对声音强弱的主观感觉称为响度。响度不仅与声强有关，同时还与频率有关。为表达人对不同响度的感觉，定义响度级，其单位为方（Phon），它是选取频率为 1000 赫兹的纯音为基准音，响度级数值等于其声强级数值。其他频率声音与此基准声音比较，若该被测声音听起来与基准音的某一声强级一样响、则这基准音的响度级就是该声音的响度级。如100Hz、72dB 的声音与 1000Hz、72dB 声音等响，则 100Hz、72dB 的声音的响度级为 60 方。

以频率为横坐标，声强级为纵坐标，绘出不同频率的声音与 1000Hz 的标准声音等响时的声强级（响度级）与频率的关系曲线为等响曲线。能引起听觉的最小声强叫做听阈，对于不同频率的声波听阈不同，听阈与频率的关系曲线叫做听阈曲线。听阈曲线即为响度级为 0 方的等响曲线。在临床上常用听力计测定病人对各种频率声音的听阈值，与正常人的听阈进行比较，借以诊断病人的听力是否正常。本实验利用听觉实验仪测定人耳的听阈曲线。

2．听觉实验仪原理　听觉实验仪采用微电脑控制产生正弦信号，经衰减器送到功率放大器，得到最大功率信号送到耳机去便是 0dB 衰减的声强级，调节衰减旋钮（含粗调和微调）改变功率再送到耳机去便可得到不同分贝衰减的声强级，衰减越多，声强级越小。这样就可以利用此仪器来测量人耳（左或右）对不同频率、不同声强声音的听觉情况。仪器工作流程如图 10-1 所示。

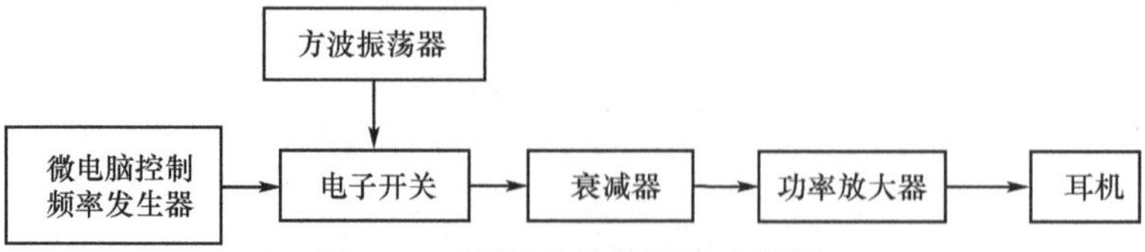

图 10-1　听觉实验仪原理方框图

【实验步骤】

（1）熟悉图 10-2 听觉实验仪面板上的各键功能及使用方法。

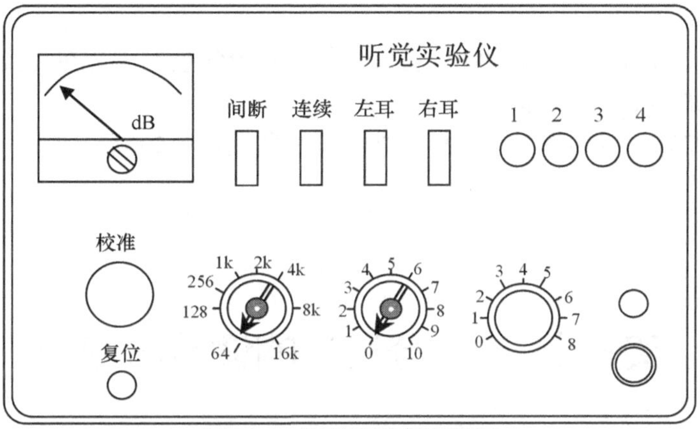

图 10-2　听觉实验仪面板图

（2）接通电源，打开电源开关，指示灯亮，预热 5 分钟。

（3）仪器后面板上有四组耳机插孔，每人一组，将耳机插入、信号开关插好。

（4）测试者戴上耳机，手握信号灯开关，背向仪器。

（5）测定听阈曲线

1）用频率波段开关选择所要测试频率 1kHz（每选一次都要按一次“复位”键才能改变频率）。

2）将衰减粗调和微调二个旋钮旋在“0”处，调节“校准”旋钮，使 dB 表指示在“0dB”刻度上。

3）将右耳（或左耳）和断续（连续）的按键按下。

4）将衰减旋钮调至听不到声音开始，用渐增法逐渐减小衰减量（可交替调节粗调和微调），当测试者刚听到声音时，停止减小衰减量，立即按下手中开关，这时仪器上相应的指示灯亮，此时的声强（或声强级）为测试者在 1kHz 频率的听觉阈值，其衰减分贝数用 L_1 表示，将测量结果记入表 10-1 中。

5）用渐减法测定：在（5）测定听阈曲线 1）1kHz 的测试频率下，将衰减旋钮先调在听得到声音处、然后再开始逐渐增大衰减量，直到刚好听不到声音时马上按下手中开关，对相应 1kHz 频率的声音，可得到相同的听觉阈值，其衰减分贝数用 L_2 表示，将测量结果记入表 10-1 中。

6）分别按照表 10-1 中的其他值改变频率（注意按“复位”键），重复步骤 1）～5），得到右耳或左耳其他 8 个点的听觉阈值，将测量结果记入表 10-1 中。

【实验数据记录表格】

表 10-1　0dB 衰减时对应于各频率、耳机中声强级的分贝数

f(Hz)	64	128	256	512	1k	2k	4k	8k	16k
L_0(dB)	68	72	79	83	85	82	74	70	48
L_1(dB)									
L_2(dB)									
$L_{测}$(dB)									
$L_{测}+L_0$(dB)									

【实验数据处理】

（1）按照 $L_{测}=(L_1+L_2)/2$（负值）计算所测频率衰减分贝数的平均值，将计算结果记入表 10-1 中。

（2）根据仪器给出的 $L_{测}$(dB) 0dB 衰减时所对应的各频率声音在耳机中声强级的分贝数 L_0（正值），加上 $L_{测}$(dB) 即为听觉阈值。

（3）作听阈曲线。以频率为横坐标（并分别注明测试点的频率值），声强级值为纵坐标，做阈曲线。

（焦海颖）

实验十一　分光计的调节与使用

【实验目的】

（1）了解分光计的构造及各组成部分的作用。

（2）掌握分光计的调节方法和使用方法。

【实验器材】

分光计、钠光灯、平面反射镜、读数小灯。

【实验步骤】

分光计是光学实验室中常用的精密光学仪器，用它可以准确测量反射角、折射角、衍射角、棱镜的最小偏向角、棱镜的折射率及观察光谱等。

1. 了解分光计的结构　如图 11-1 所示，分光计由以下五部分组成：三角底座、载物台、望远镜、平行光管和读数圆盘。

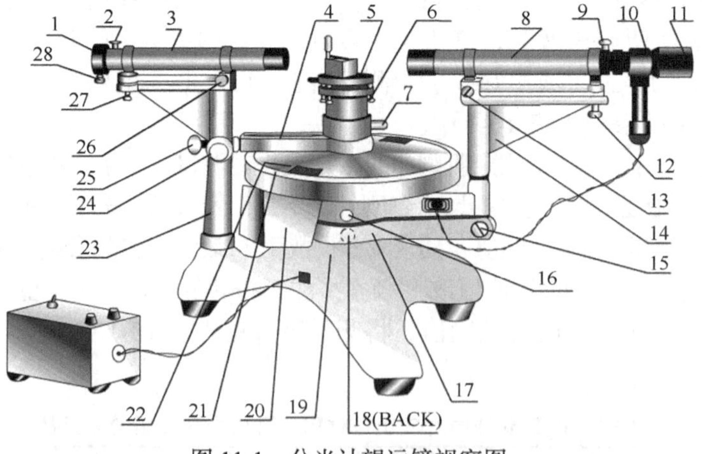

图 11-1　分光计望远镜视窗图

1.狭缝；2.紧固螺钉；3.平行光管；4.制动架；5.载物台；6.载物台调平螺钉（3 只）；7.载物台锁紧螺钉；8.望远镜；9.紧固螺丝；10.分化板；11.目镜（带调焦手轮）；12.仰角螺钉；13.望远镜光轴水平螺钉；14.支臂；15.转角微调；16.读数刻度盘止动螺钉；17.制动架；18.望远镜止动螺钉；19.底座；20.转座；21.读数刻度盘；22.游标盘；23.立柱；24.游标盘微调螺钉；25.游标盘止动螺钉；26.平行光管光轴水平螺钉；27.仰角螺钉；28.狭缝调节

（1）三角底座：底座中央固定一中心轴，望远镜和读数圆盘可绕此中心轴转动，读数圆盘平面（或称主尺平面）与中心轴垂直，底座左侧装有仪器光源插座，供望远镜调节照明使用。

（2）载物台：载物台是双层结构，上层放置被测量对象或分光元件，两层之间有三只弹簧螺钉，用来调节上层平台的高度和倾斜度，松开载物台锁紧螺钉可使载物台与游标盘一起绕中心轴转动。

（3）望远镜：如图 11-2 所示，望远镜由物镜、十字刻线和目镜组成。十字刻线装在物镜和目镜之间的筒 1 上，筒 1 可沿筒 2 轴向移动或转动以改变十字刻线与物镜之间的距离。

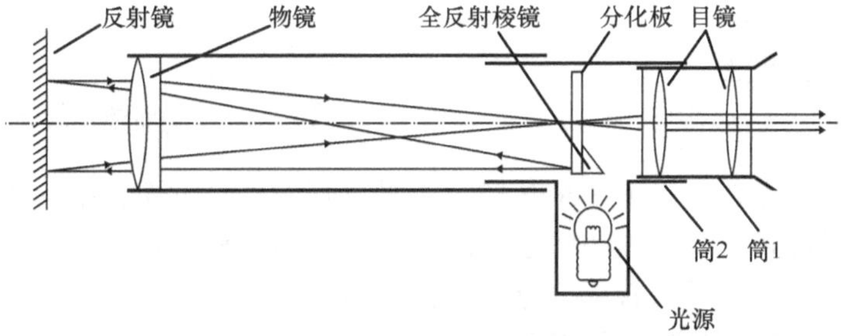

图 11-2　望远镜结构

十字刻线可以调到物镜的焦平面上。目镜由场镜和接目镜组成，目镜装在筒 1 里，可沿筒 2 滑动以改变目镜与十字刻线的距离，使十字刻线被调到目镜的焦平面上。阿贝式目镜是在目镜和十字刻线间装有一个全反射小三棱镜。光线由十字窗射到小三棱镜上，经全反射后，照亮十字刻线，通过物镜向外射出光线，当光线遇到与之垂直的平面镜反射后再进人望远镜，所成的绿十字像与十字刻线重合，如图 11-3 所示目镜可以借其自身发出的平行光束进行调准，故称为自准直望远镜。整个望远镜可绕中心轴转动，其高低、水平可以调节。

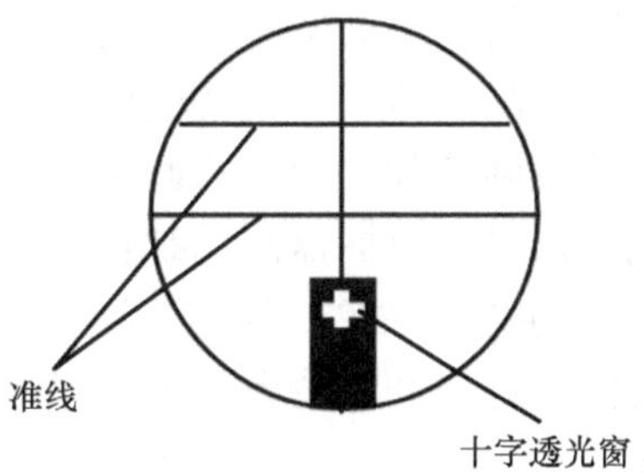

图 11-3　目镜视场

（4）平行光管：它的作用是产生平行光。它与望远镜的区别在于用一个可调狭缝套管取代了目镜管。前后移动狭缝套管，可以改变狭缝与物镜间的距离，使狭缝位于物镜焦平面上，就可以产生平行光。在平行光管管筒下边也有一个仰角螺钉，以调节平行光管光轴的倾角。

（5）读数圆盘：读数圆盘由可绕中心轴转动的刻度盘和游标盘组成。刻度盘分为360°，最小刻度为0.5°，它与望远镜固连，可随望远镜一起转动。游标盘置于刻度盘上的左右两个读数小窗下面，每个盘分为 30 等分，与刻度盘的 29 小格相等，精密度为1′，其原理及读数方法与直线游标类似，即先读出游标盘零线前刻度盘上的读数，然后找游标盘与刻盘对齐的刻线并读数，则最后的读数为两者之和，如图 11-4 所示。

望远镜、载物台和刻度圆盘的旋转轴线应该与分光计中心轴线相重合，平行光管和望远镜的光轴线必须在分光计中心轴线上相交，平行光管的狭缝和望远镜中的叉丝应该被它们的光轴线平分。但在分光计的制造过程中总存在一定的误差，为了消除刻度盘与分光计中心轴线之间的偏心差，在刻度圆盘同一直径的两端各装有一个游标。测量时，两个游标都应读数，然后算出每个游标两次读数的差，再取其平均值。这个平均值就可以作为望远镜（或载物台）转过的角度，以消除偏心差。

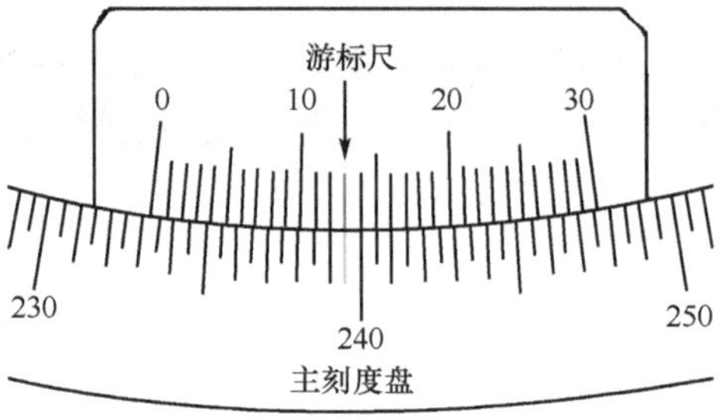

图 11-4　读数圆盘

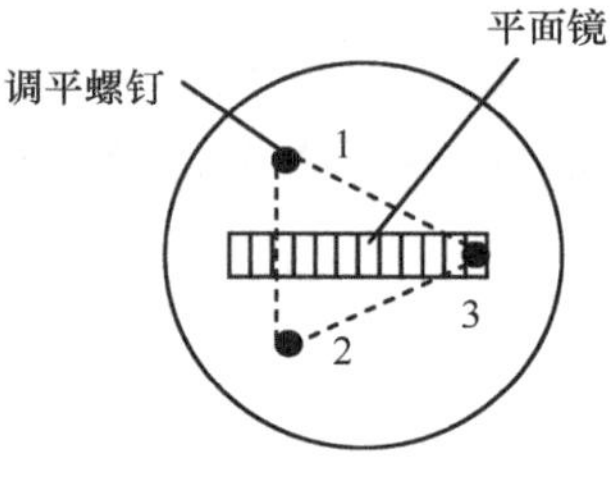

图 11-5　平面镜在载物台上的位置

分光计的调节重点在于以下 3 个步骤；使平行管发出平行光；望远镜接收平行光（即聚焦无穷远）；平行光管的光轴和望远镜的光轴与中心转轴垂直。调节前先目测估计，使各部件位置尽量合适，然后对各部分进行仔细调节。

2. 调节望远镜使其聚焦于无穷远

（1）前后移动目镜，直至清晰地看见分划板上的十字刻线，在后面的实验过程中，不得变动目镜的调节手轮。

（2）接通电源，使光线通过目镜小窗，照亮绿色十字小窗。

（3）将一平面镜垂直放至载物台中央，使镜面的一侧边通过台下某一调平螺钉 3，如图 11-5 所示，另一侧边放至 1、2 连线的中点处。先目测使镜面尽可能垂直于望远镜的光轴，然后调节载物台下的调平螺钉 3 及望远镜镜筒的倾角螺钉，使镜面中心与望远镜的光轴同高。松开游标盘制动螺钉，缓慢地转动平台，同时通过望远镜细心地寻找从平面镜反射回来的绿十字像，若找不到绿十字像，则说明平面镜的倾斜度不合适，此时可调节望远镜的倾角螺钉和载物台下的调平螺钉 1 和调平螺钉 2，并左右移动望远镜至看到绿十字像为止。

（4）松开望远镜锁紧螺钉，前后移动调节筒 1，直到清晰地看到绿色十字像与分划板上的十字刻线无视差地重合，这时绿色十字刻线与物镜的焦平面重合，说明望远镜已聚焦于无穷远。

3. 调节望远镜的光轴使其垂直于分光计转轴　当望远镜聚焦于无穷远时，望远镜的轴未必垂直于仪器的转轴。调节时可用“渐近法”，即继续调节平台下的调平螺钉 1 和调平螺钉 2，使绿色十字像的中心逼近分划板十字刻线的水平线的一半，再调节望远镜的倾角螺钉及平台下的调平螺钉 1 和 2，使绿色十字像与十字刻线重合，然后旋转载物台180°，重复上述步骤直到两个反射面反射回来的绿十字像都与分划板上的十字刻线重合，这时望远镜的光轴与分光计的转轴就垂直，然后将望远镜的水平位置固定。

4. 调节平行光管　使其发出平行光，且平行光管的光轴垂直于仪器的转轴。

（1）为使通过平行光管的光线成为平行光，应将平行光管的狭缝位于平行光管物镜的焦平面上。调节时，先取下平面镜，用钠光灯照亮狭缝，用已调好的望远镜作标准，使望远镜正对着平行光管，调节狭缝装置的锁紧螺钉，前后移动光管的套管，直到在望远镜中清晰地看到狭缝的像，这时表明狭缝已位于平行光管物镜的焦平面上，从平行光管发出的光束为平行光束，旋紧狭缝的锁紧螺钉，固定狭缝。

（2）欲使平行光管的光轴垂直于仪器的转轴，只要使平行光管的光轴与望远镜的光轴二者平行（此时望远镜光轴已垂直于仪器的转轴）。调节狭缝至最窄，将狭缝转到水平位置，调节平行光管的水平调节螺钉，使望远镜中狭缝的像正好位于十字刻线的水平刻线上，且被左右等分，再将狭缝转成竖直刻线上，且被上下等分，这时平行光管的光轴平行于望远镜的光轴，也垂直于分光计的转轴，同时与望远镜等高、共轴。至此，分光计调节完毕。

【注意事项】

（1）切勿用手触及分光计各光学器件的表面。

（2）在分光计调节的过程中，已调好的各部分装置要保持不变。

【思考题】

1. 分光计的精密度是多少？
2. 调节调平螺钉和望远镜俯仰螺钉对十字像的移动分别起什么作用?
3. 为什么每次都要从两个窗口读数?

（王光昶）

实验十二　用衍射光栅测光波波长

【实验目的】

（1）进一步掌握分光计的调节和使用。

（2）了解光栅的主要特性。

（3）学会用衍射光栅测量光波的波长。

【实验原理】

衍射光栅是由许多相互平行、宽度和间距相等的狭缝组成的。当平行光垂直投射到光栅平面上，经衍射后，凡是衍射角满足下式时，即

$$d\sin\theta_k = \pm k\lambda \qquad (k = 12,3,\cdots) \tag{12-1}$$

所有狭缝发出的光在到达某一点时，将会加强而产生明条纹，其他方向则完全抵消。式中 d 为两相邻狭缝之间的距离，称为光栅常数，θ_k 为第 k 级明条纹的衍射角。当 $k=0$ 时，$\theta_k=0$，为正对光栅中央的零级像，$k=1$ 时为一级像，$k=2$ 时为二级像，其余类推，它们对称地分布在零级像的两侧。由式（12-1）可知，若已知光栅常数，则只要测出相应的 k 和 θ 就可求出入射光的波长。

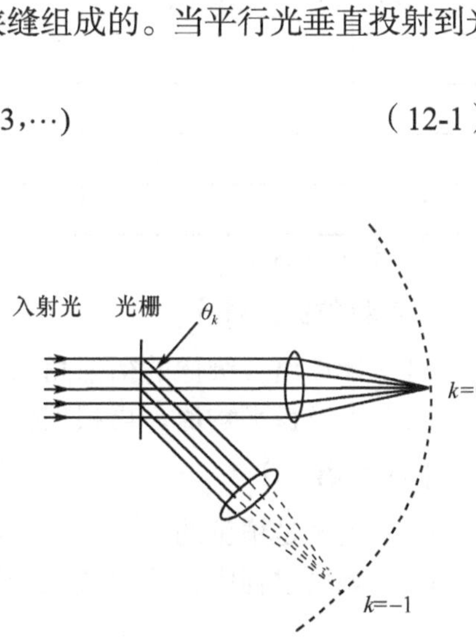

图 12-1　光栅的衍射

本实验中，用钠光源照亮分光计平行光管的狭缝，钠光束通过平行光管后变为平行光，然后垂直照射到光栅上而产生衍射，通过望远镜可测得像的位置，如图 12-1 所示。

【实验器材】

分光计、衍射光栅、钠光灯、平面镜。

【实验步骤】

（1）按分光计调整方法和要求，调整好分光计。

（2）将预热好的钠光灯对准平行光管的狭缝，使望远镜的十字叉丝竖线与狭缝像重合，固定望远镜不动。

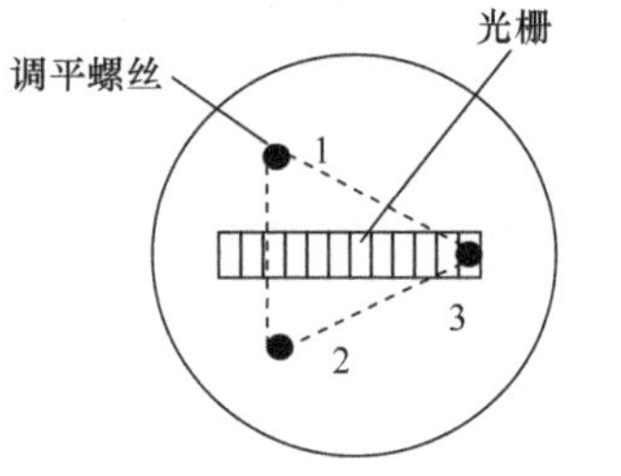

图 12-2　光栅在载物台上的位置

（3）将衍射光栅按图 12-2 所示放在载物台上，即光栅平面垂直于平分调平螺丝 1 和调平螺丝 2 的连线。调节光栅平面与平行光管的光轴垂直。以光栅平面为反射面，用自准直法调节光栅平面与望远镜的光轴垂直，此时须注意望远镜已调好不能再动，所以只能调节平台下的调平螺丝 1 和调平螺丝 2，使得从望远镜中观察到的十字像（由光栅反射回来）与望远镜的十字叉丝重合（注意：此时衍射的零级像也与叉丝的竖线重合），然后固定载物台。

（4）调节光栅使其刻线与分光计的转轴平行。转动望远镜，观察衍射像的分布情况，注意中央明纹两侧衍射像的高低是否一致，若不是，说明光栅刻线与分光计转轴不平行。因调平螺丝“1”和调平螺丝“2”已调好，所以只能调节平台下螺丝“3”，直至衍射像的高低基本一致，此时即可进行测量。

（5）将望远镜旋转至零级谱线位置固定住，记下左右游标的读数 β_0'、β_0''，再转动望远镜至一级谱线的位置固定住，记下左右游标的读数 β_1'、β_1''，再转动望远镜至二级谱线的位置固定住，记下左右游标的读数 β_2'、β_2''，再转动望远镜至三级谱线的位置固定住，记下左右游标的读数 β_3'、β_3''，将结果填入表 12-1 中。

【实验数据记录表格】

表 12-1　分光计测光波波长

级　别	左窗读书 β_0'	右窗读书 β_0''	平均值 β_K	偏转角 $\theta_K=\beta_K-\beta_0$
0				
1				
2				
3				

光栅常数 d = 1/186 cm

【实验数据处理】

（1）计算出各级像的衍射角 θ_K，将结果代入式（12-1）计算出光波的波长。

（2）求波长平均值，再根据标定波长（5893Å），求相对误差。

【注意事项】

（1）光栅是精密的光学元件，不允许用手或其他物体触及光栅表面。

（2）测量过程中，不要碰动光栅，否则将破坏入射光与光栅平面的垂直。

【思考题】

1. 在分光计的调节过程中，是怎样保证衍射角中所在的平面与中心转轴垂直的？如果不是这样，将会对测量结果的有何影响？说明原因。

2. 如果光栅平面和转轴平行，但刻痕和转轴不平行，那么整个光谱将有什么异常？对测量结果有无影响？

（盖立平）

实验十三 用分光计观察明线光谱

【实验目的】

（1）观察明线光谱，了解光谱分析的基本原理。

（2）学会绘制分光计定标曲线，从定标曲线上测定未知元素的谱线的波长，确定该元素名称。

【实验原理】

当含有不同波长的白光通过三棱镜时，由于棱镜对各色光的折射不同，即折射率随入射光波长的增加而减少，因而把白色光分解成各种颜色的光，由红到紫连续过渡的一条“彩带”，称为连续光谱。

在通常的气压下，各种元素的灼热气体或蒸汽如放电管所发出的光，经过三棱镜后产生一些不相连续的明线，称为明线光谱。它是由原子的价电子在外层轨道间跃迁而产生的，由于各种原子最外层的电子分布状态不同，故各元素将产生自己特有的明线光谱。光谱线的结构（包括各谱线的波长和宽度）完全取决于原子本身的结构特征。我们可以根据这一关系和光谱结构来判断物质的化学成分和含量。这是光谱分析法的基本原理。

本实验所用的仪器是分光计。待测物体发出的光经平行光管后变成平行光，平行光经载物台上的三棱镜发生色散，从望远镜中便可观察到各级谱线。通过分光计的读数圆盘便可确定各级谱线的相对位置。波长一定的谱线在读数圆盘上都有确定的位置，且每种元素都有自己的特征谱线。因此，可利用某种已知元素（如氦）发出已知波长的各条谱线，通过测定它们在读数圆盘上相对位置，然后以读数圆盘的相对位置为横坐标，并以与它们相对应的谱线波长为纵坐标，在坐标纸上绘制出曲线，我们称此曲线为定标曲线。定标曲线就是在该实验条件下，波长与位置的函数关系。在保持相同的测量条件下（平行光管的狭缝至透镜的距离、望远镜的物镜至目镜的距离以及平行光管、读数圆盘、三棱镜的相对位置等），根据待测物质谱线在读数圆盘上的位置，可在定标曲线上查得相应的波长值，从而判定该元素。

【实验器材】

分光计、玻璃三棱镜、感应圈、直流电源（9V）、氦光谱管、铁支架台等。

【实验步骤】

（1）按分光计调整方法和要求，调整好分光计。

（2）将感应圈的付线圈两端与氦光谱管 A、B 两端相连，如图 13-1 所示．把感应圈接在直流电源上（9V）。

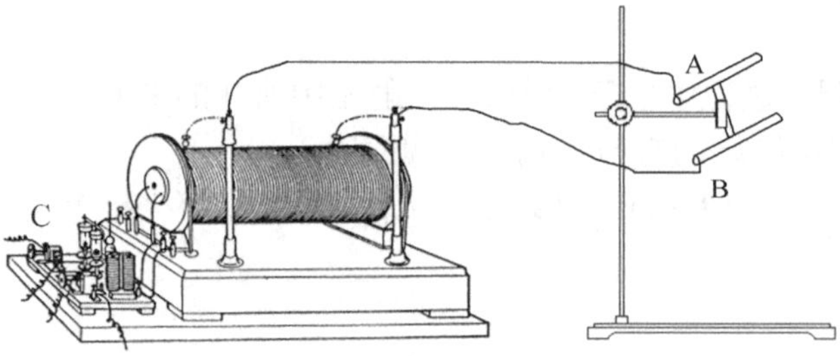

图 13-1　氦光谱管与感应圈

（3）将氦光谱管的窄细部分，对准分光计的平行光管的狭缝。然后接通电源，逐级级调节螺旋 C，使光谱管导通发光。

（4）观察平行光管，调节光源与狭缝间的距离，使望远镜中狭缝的像最明亮。

（5）将三棱镜放在载物平台上，调节棱镜和分光计望远镜的位置，转动望远镜，直到能各见七条谱线和叉丝。锁紧望远镜架与金属刻度盘。

（6）缓慢旋动望远镜微调螺丝，使叉丝的竖直线依次对准各条谱线，并将各谱线的位置（度数）记入表 13-1 中。

（7）保待分光计及三棱镜的状态不变，断开感应圈电源，将氦光谱管移开，把钠光灯置于平行光管狭缝前，启开钠光灯开关，待正常发光后，通过望远镜观察钠元素的明线光谱。

（8）调节望远镜微调螺丝，使双丝的竖直线对准钠的谱线，记下谱线在刻度盘上的相应位置，记入表 13-2 中。

（9）以氦原子光谱每条谱线的波长为纵坐标，以偏转角为横坐标，做出氦光谱的定标曲线。

（10）在氦光谱定标曲线上，画图找出钠光偏转角对应的谱线波长，填入表 13-2 中。

【实验数据记录表格】

表 13-1　氦光谱定标曲线数据

谱线颜色	谱线波长 (Å)	左窗读数	右窗读数	左右平均值
红	7065			
红	6678			
黄	5876			
绿	5016			
绿	4922			
蓝	4713			
紫	4026			

表 13-2　钠光波长测定

谱线颜色	左窗读数	右窗读数	左右平均值	谱线波长 (Å)

【注意事项】

（1）在更换光谱管过程中，一定要断开高压电源。

（2）在本实验中，必须保持前后的实验条件不变，三棱镜在平台上的位置不得变动。

【思考题】

1. 不同实验组的定标曲线是否可以交换使用？为什么？

2. 为什么在测钠光谱时，要保持分光计的调节状态不变？

（洪　洋）

实验十四　用掠入射法测量液体折射率

【实验目的】

（1）进一步巩固分光计的调节和使用方法。

（2）掌握用掠入射法测定液体的折射率。

【实验原理】

将折射率为n的待测物质放在已知折射率为N的直角棱镜的折射面AB上，且$n<N$，若以单色的扩展光源照射分界面AB时，从图14-1可看出：入射角为$\pi/2$的光线1掠射到AB面进入三棱镜内，其折射角i'应满足关系式

$$\sin i' = \frac{n}{N} \tag{14-1}$$

当光线 1 射到AC面，再经折射而进入空气时，设在AC面上的入射角为ψ，折射角为φ，则有

$$\sin\varphi = N\sin\psi \tag{14-2}$$

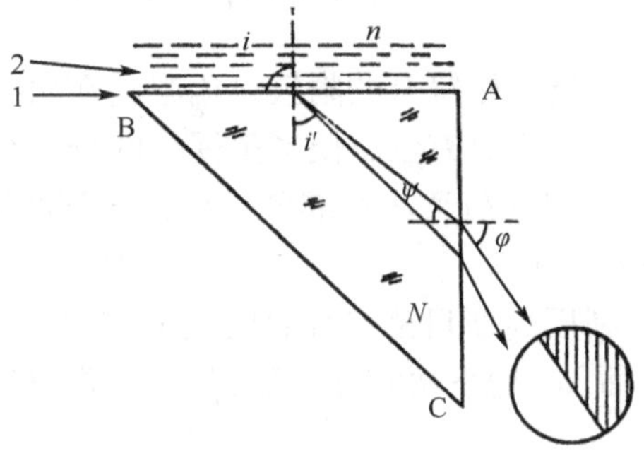

图 14-1　液体折射率的测定

除光线 1 外，其他光线例如光线 2 在AB面上的入射角均小于$\pi/2$，因此经三棱镜折射最后进入空气时，都在光线 1 的左侧，当用望远镜对准出射光方向观察时，视场中将看到以光线 1 为分界线的明暗半荫视场，如图 14-1 所示。对于光线 1，三棱镜的棱镜角A与i'及角ψ满足关系式$A=i'+\psi$，应用此式，并从式（14-1）和式（14-2）两式中消去i'和ψ后可得

$$n = \sin A\sqrt{N^2-\sin^2\varphi} - \cos A\cdot\sin\varphi \tag{14-3}$$

由于棱镜角$A=90°$，因此

$$n = \sqrt{N^2-\sin^2\varphi} \tag{14-4}$$

当直角棱镜的折射率N为已知时，测出ϕ角后即可计算出待测物质的折射率n。上述测定折射率的方法称为掠入射法，是基于全反射原理的测量方法。

【实验器材】

分光计，三棱镜两块，单色光源（钠灯），待测液体（水、酒精），读数小灯。

【实验步骤】

（1）将分光计调节好，包括将望远镜对无穷远调焦，并使其光轴垂直于仪器的转轴；调节棱镜的主截面也垂直于仪器主轴。

（2）按图 14-2 所示，将待测液体水滴一、二滴在直角棱镜的 AB 面上，用 90° 角作为棱镜顶角（A），并用另一辅助棱镜 A′B′C′ 之一个表面 A′B′ 与 AB 面相合，使液体在两棱镜接触面间形成一均匀液膜，然后置于分光计载物台上。

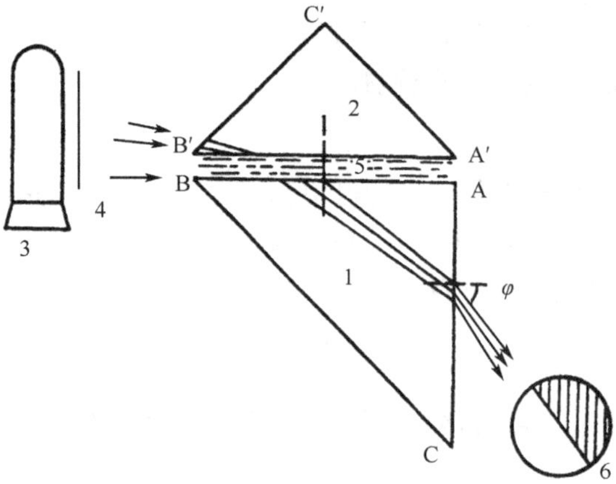

图 14-2　光路图

1.直角棱镜；2.辅助棱镜；3.钠灯；4.毛玻璃屏；5.待测液体薄膜；6.用望远镜观察的半荫视场

（3）点亮钠灯，将它放在折射棱镜 B 的附近，用眼睛在出射光的方向观察半荫视场，旋转载物台，改变光源和棱镜的相对方位，使半荫视场的分界线位于载物台近中心处，将载物台固定，转动望远镜，使望远镜叉丝对准分界线，记下两游标读数 θ_1、θ_2，重复测量三次，将所得数据记入表 14-1 中。

（4）再次转动望远镜，利用高斯目镜自准直的调节方法，测出 AC 面的法线方向（即使望远镜的光轴垂直于 AC 面），记下两游标读数 θ_1'、θ_2。重复测量三次，将所得数据记入表 14-1 中。

（5）重复步骤（1）～（4），测定酒精的折射率，将测量结果记入表 14-1 中。

【实验数据记录表格】

表 14-1　掠入射法测量液体折射率

待测液体	次数	θ_1	θ_2	θ_1'	θ_2'	φ
水	1					
	2					
	3					
	平均	/	/	/	/	
酒精	1					
	2					
	3					
	平均	/	/	/	/	

【实验数据处理】

（1）按照公式 $\varphi=\frac{1}{2}\left[(\theta_1'-\theta_1)+(\theta_2'-\theta_2)\right]$ 计算 φ 角并求平均值，记入表 14-1 中。

（2）将 φ 角的平均值代入（14-4）式，计算水和酒精的折射率。

【注意事项】

（1）辅助棱镜的作用是让较多的光线能投射到液层和折射棱镜的 AB 面上，使观察到的分界线更为清楚。两棱镜之间的液层一定要均匀，不能含有气泡。滴入液体不宜过多，避免渗漏在仪器上。

（2）当改换另一种被测液体时，必须将棱镜擦拭干净。

【思考题】

怎样应用掠入射法测定玻璃棱镜的折射率？

（李子军）

实验十五　用分光计测量棱镜的折射率

【实验目的】

（1）了解分光计的用途，进一步掌握分光计的调节方法。

（2）利用分光计测量棱镜的顶角、最小偏向角，计算三棱镜的折射率。

【实验原理】

如图 15-1 所示，一束单色光以 i_1 角入射到等腰三角形 AB 面上，经棱镜两次折射后从 AC 面射出，出射角为 i_2'。入射光和出射光之间的夹角 δ 称为偏向角。棱镜顶角 A 一定时，δ 的大小随入射角 i_1 发生改变。可以证明，当 $i_1=i_2'$ 时 δ 为最小，称为最小偏向角，记为 $\delta_{\min}$，此时 $i_1'=\frac{A}{2}$，$\frac{\delta_{\min}}{2}=i_1-i_1'=i_1-\frac{A}{2}$，因此

$$i_1=\frac{1}{2}(\delta_{\min}+A) \tag{15-1}$$

设棱镜材料折射率为 n，则 $\sin i_1=n\sin i_1'=n\sin\frac{A}{2}$，故

$$n=\frac{\sin i_1}{\sin\frac{A}{2}}=\frac{\sin\frac{\delta_{\min}+A}{2}}{\sin\frac{A}{2}} \tag{15-2}$$

因此，只要测出顶角 A 和最小偏向角 $\delta_{\min}$，就可以确定棱镜材料的折射率 n。

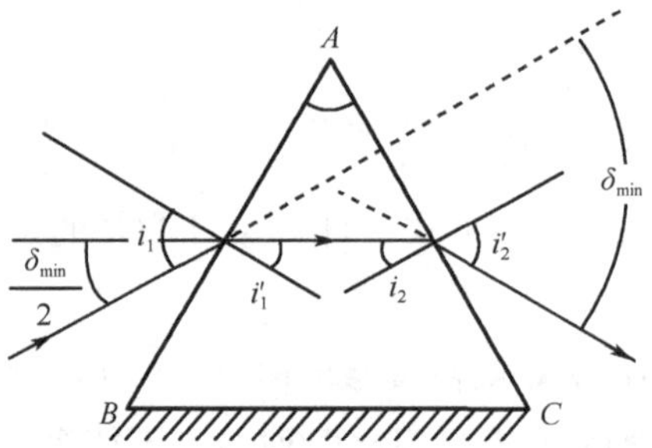

图 15-1　三棱镜最小偏向角原理图

【实验器材】

分光计、等腰玻璃三棱镜、钠光灯、小照明灯。

【实验步骤】

1. 调整分光计　按分光计调整方法和要求调整好分光计。

2. 使三棱镜光学侧面垂直望远镜光轴

（1）调载物台的上下台面大致平行，将棱镜放到平台上，使棱镜三边与台下三螺钉的连线成三连互相垂直，如图 15-2。

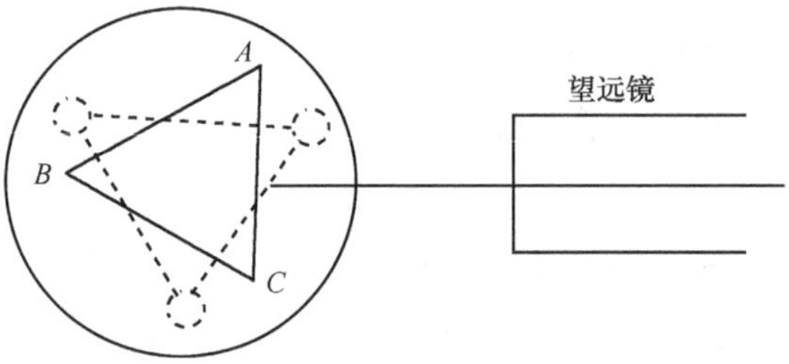

图 15-2　三棱镜在载物台上的正确放法

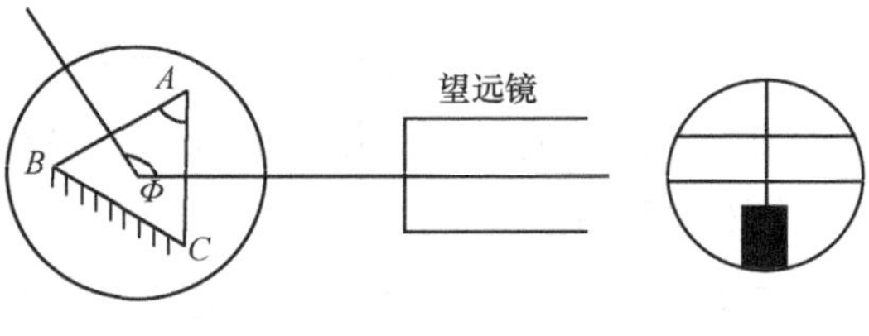

图 15-3　测棱镜顶角 *A*

（2）接通目镜照明光源，遮住从平行光管来的光。转动载物台，在望远镜中观察从侧面 AC 和 AB 反射回来的十字像，只调台下三螺钉，使其反射像都落到上十字线处，如图 15-3。调节时，切莫动望远镜仰角螺钉。每个螺钉的调节要轻微，要同时观察它对各侧面反射像的影响。调好后的棱镜，其位置不能再动。

3. 测棱镜顶角 *A*　两游标分别称游标 1 和游标 2，切记勿颠倒。旋紧度盘下螺钉，望远镜和刻度盘固定不动。转动游标盘，使棱镜 AC 面正对望远镜，如图 15-2，记下游标 1 的读数 θ_1 和游标 2 的读数 θ_2。再转动游标盘，使 AB 面正对望远镜，记下游标 1 的读数 θ'_1 和游标 2 的读数 θ'_2。重复测量三次，将数据记录于表 15-1 中。

4. 测三棱镜的最小偏向角

（1）将平行光管狭缝对准前方钠光灯光源。

（2）旋松望远镜止动螺钉和游标盘止动螺钉，把载物台及望远镜转至如图 15-4 中所示的位置（1）处，再左右微微转动望远镜，找出棱镜出射的狭缝像。

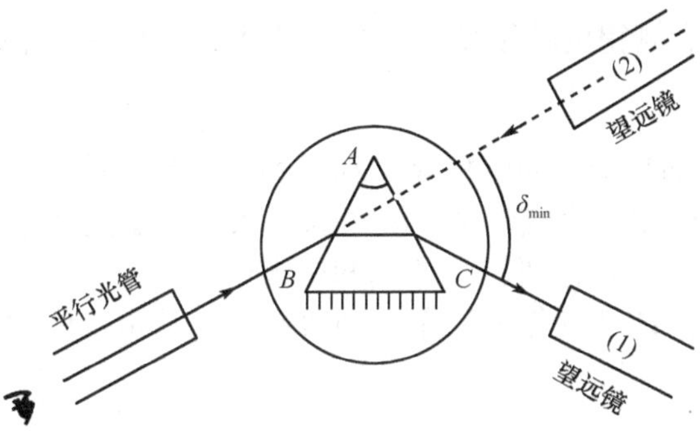

图 15-4　测最小偏向角方法

（3）轻轻转动载物台（改变入射角 i_1 ），在望远镜中将看到谱线跟着动。改变 i_1 ，应使谱线往 δ 减小的方向移动（向顶角 A 方向移动）。望远镜要跟踪光谱线转动，直到棱镜继续转动，而谱线开始要反向移动（即偏向角反而变大）为止。这个反向移动的转折位置，就是光线以最小偏向角射出的方向。固定载物台（锁紧“7”），再使望远镜微动，使其分划板上的中心竖线对准狭缝像。记下此时两游标处的读数 θ_1 和 θ_2 于表 15-2 中。取下三棱镜（载物台保持不动），转动望远镜对准平行光管，即图 15-4 中（2）的位置，以确定入射光的方向，再记下两游标处的读数 θ_1' 和 θ_2' 于表 15-2 中。

【实验数据记录表格】

表 15-1　测量棱镜顶角 A

测量次数	游标 1		游标 2		$\varPhi$	A
	θ_1	θ_1'	θ_2	θ_2'		
1						
2						
3						
平均值	/	/	/	/		

表 15-2　测量棱镜最小偏向角 δ_{min}

测量次数	游标 1		游标 2		δ_{min}
	θ_1	θ_1'	θ_2	θ_2'	
1					
2					
3					
平均值	/	/	/	/	

【实验数据处理】

（1）根据表 15-1 的数据，按式 $\varPhi=\frac{1}{2}(|\theta_1-\theta_1'|+|\theta_2-\theta_2'|)$ 计算载物台转过的角度，再由式 $A=\pi-\varPhi$ 计算棱镜顶角，将所得结果记入表 15-1 中并求平均值。

（2）根据式 $\delta_{min}=\frac{1}{2}[|\theta_1-\theta_1'|+|\theta_2-\theta_2'|]$，由表 15-2 中的数据，计算最小偏向角并求其平均值，将所得结果记入表 15-2 中。

（3）将 δ_{min} 平均值和测得的棱镜角 A 平均值代入式（15-2）计算 n 。

【注意事项】

（1）转动载物台，都是指转动游标盘带动载物台一起转动。

（2）狭缝宽度 1mm 左右为宜，宽了测量误差大，窄了光通量小。狭缝易损坏，尽量少调，调节时要边看边调，动作要轻，切忌两缝太近。

（3）光学仪器螺钉的调节动作要轻柔，锁紧螺钉也是指锁住即可，不可用力过大，以免损坏器件。

【思考题】

已调好望远镜光轴垂直主轴，若将平面镜取下后，又放到载物台上（放的位置与拿下前的位置不同），发现两镜面又不垂直望远镜光轴了，这是为什么?是否说明望远镜光轴还没有调好?

（王克难）

实验十六　薄透镜焦距的测定

【实验目的】

（1）学会调节光学系统使之共轴。

（2）掌握测量薄会聚透镜和发散透镜焦距的方法。

（3）验证透镜成像公式，并从感性上了解透镜成像公式的近似性。

【实验原理】

透镜焦距的大小是标志其光学性能很重要的物理量。根据薄透镜成像公式

$\frac{1}{u}+\frac{1}{v}=\frac{1}{f}$ 得

$$f=\frac{uv}{u+v} \tag{16-1}$$

式（16-1）中 u 为物距，v 为象距，f 为透镜焦距。测量凸透镜的焦距有下列几种方法。

1. 自准直法测量凸透镜焦距　如图 16-1 所示，当以狭缝光源 P 作为物放在透镜 L 的第一焦平面上时，由 P 发出的光经透镜 L 后将形成平行光。如果在透镜后面放一个与透镜光轴垂直的平面反射镜 M，则平行光经 M 反射，将沿着原来的路线反方向进行，并成像在狭缝平面上。狭缝 P 与透镜 L 之间的距离，就是透镜的焦距 f 。这个方法是利用调节实验装置本身，使之产生平行光以达到调焦的目的，所以称自准直法。

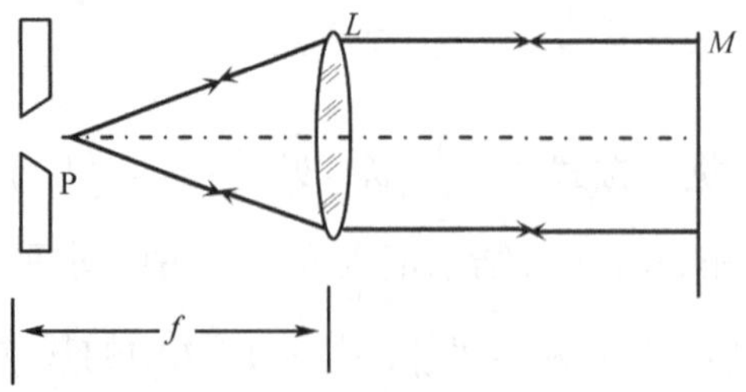

图 16-1　自准直法测凸透镜焦距

2. 公式法测量凸透镜焦距　由（16-1）式可知，测出物距 u、象距 v 便可求出凸透镜的焦距 f，要求凸透镜的象为实象，则 v 是可测的，故 f 可求。但这种方法误差较大。

3. 二次成像法测量凸透镜焦距　利用凸透镜物、像共轭对称成像的性质物与像的位置可以互移，如图16-2所示。图中处于物点 s_0 的物体Y经凸透镜L在像点A处成像Y′，这时物距为 u，像距为 v。若把物点 s_0 移到图中点A处，那么该物体经同一凸透镜L成像于原来的物点,即像点A将移到图中的 s_0 点。于是图16-3中的物距 u' 和像距 v' 分别是图16-2中的像距 v 和物距 u，即物距 $u'=v$，像距 $v'=u$。这就是“物像共轭对称”。设 $u+v=u'+v'=D$（物屏Y和像屏Y′之间的距离为 D）。

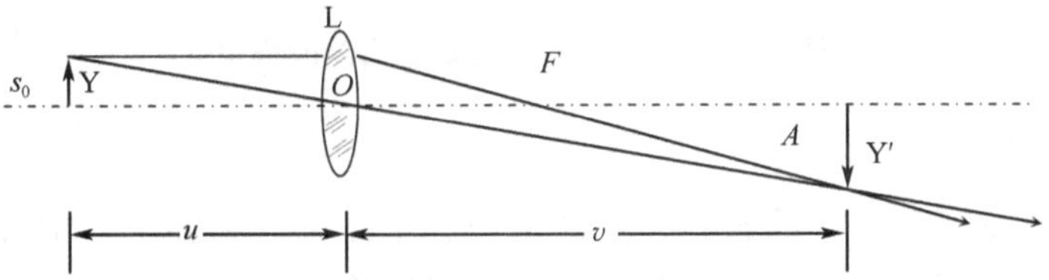

图 16-2　透镜物像关系

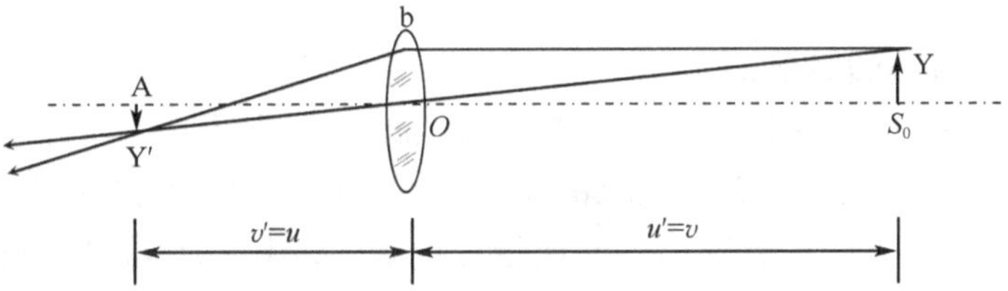

图 16-3　物像共轭

根据上面的共扼法，如果物与像的位置不调换，那么，物放在 S_0 处，凸透镜L放在 X_2 处，所成一倒立放大实像在A处；将物不动，凸透镜放在 X_2 处，所成倒立缩小的实像也在A处，如图16-4所示。由图可知，$u'-u=d$ 或 $v-u=d$，于是可得方程 $D=u+v$，$d=v-u$，$\frac{1}{u}+\frac{1}{v}=\frac{1}{f}$，解方程得

$$v=\frac{D+d}{2} \qquad u=\frac{D-d}{2} \qquad f=\frac{D^2-d^2}{4D} \tag{16-2}$$

该式是共轭法测量凸透镜焦距的公式。由于 f 是通过移动透镜两次成像而求得的，所以，这种方法又称二次成像法。

从方程组中消去 u，得 $\frac{1}{D-v}+\frac{1}{v}=\frac{1}{f}$，$v^2-Dv+Df=0$，$v=\frac{D\pm\sqrt{D^2-4fD}}{2}$。当 v 有实根必须有

$$D^2-4fD\geqslant 0;\ D\geqslant 4f \tag{16-3}$$

物屏与像屏之间的距离大于或最少等于四倍焦距，物才能通过凸透镜二次成像。

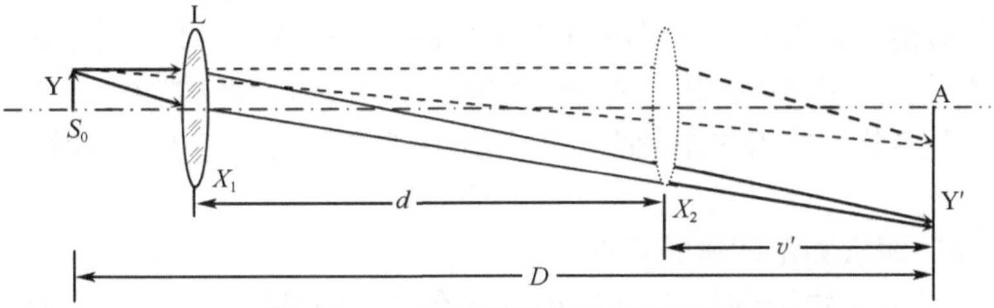

图 16-4　二次成像法测凸透镜焦距

4. 用物距与像距法测量凹透镜焦距 由于对实物，凹透镜成虚像，所以直接测量凹透镜的物距、像距，难以两全。我们只能借助与凸透镜成一个倒立的实像作为凹透镜的虚物，虚物的位置可以测出。凹透镜能对虚物成实像，实像的位置可以测出。于是，就可以用高斯公式求出凹透镜的焦距 f ，如图 16-5 所示。

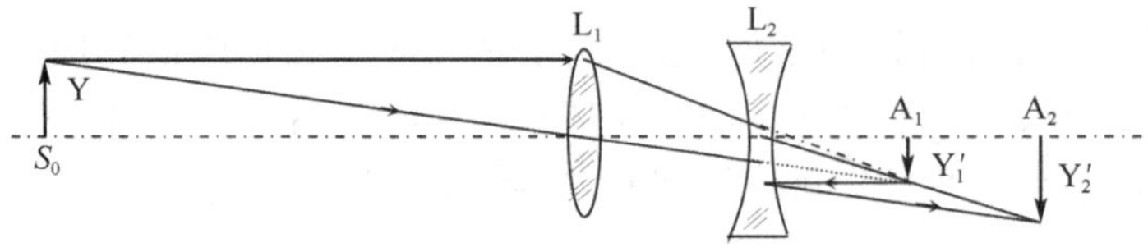

图 16-5 物距与像距法测量凹透镜焦距

【实验器材】

光具座，底座及支架，薄凸透镜，薄凹透镜，平面镜，物屏（可调狭逢组、有透光箭头的铁皮屏或一字针组），像屏（白色、有散射光的作用）。

【实验步骤】

1. 自准直法测量凸透镜焦距

（1）按图 16-1 所示，在光具座上放置狭缝光源 P 、平面镜 M ，并使它们之间的距离比所测凸透镜的焦距大。在物屏和平面镜 M 之间放上被测量的凸透镜 L 。

（2）适当调节光路，使物屏发出的光通过透镜 L 后，由平面镜 M 再反射回去，并再次通过透镜射向物屏。

（3）在光具座上，前后移动凸透镜，使物屏上产生倒立、等大、清晰的实像，当共轴很好时，物与像完全重合，用纸片遮住平面镜，清晰的像应该消失。记下凸透镜在导轨上的位置 l 。

（4）重复“自准直法测量凸透镜焦距”步骤（3）三次，记录物屏及透镜 L 所在的位置，填入表 16-1 中，并计算出 f 的平均值。

2. 公式法测量凸透镜焦距 把光源、毛玻璃、物屏、像屏放在光具组上调共轴后，置待测会聚透镜于物、像屏之间，移动透镜使屏上出现清晰的实像，记录物距 u 和像距 v ，填入表 16-1 中。

3. 二次成像法测量凸透镜焦距

（1）粗调，将光具座上的光具靠拢，调节高低左右；光心中心大致在同一高度和一直线上。

（2）细节，用共轭原理进行调整，使物屏与像屏之间的距离 $D \geqslant 4f$ ，将凸透镜从物屏向像屏缓慢移动，若所成的大像与小像的中心重合，则等高共轴已调节好，若大像中心在小像中心的下方，说明凸透镜位置偏低，应将位置调高；反之，则将透镜调低；左右亦然。

（3）读出物屏所在位置 S_0 ，像屏所在位置 A，填入自拟的表格中，求出 $D=|A-S_0|$ 。

（4）移动凸透镜，使像屏上呈现清晰的放大的倒立实像，记下此时的位置 X_1 ，继续移动凸透镜，使像屏上呈现清晰的缩小的倒立实像，记下此时的位置 X_2 ，求出 $d=|X_2-X_1|$ 。

重复上述步骤 3 次，共得 3 组数据，填入表 16-2 中，用（16-2）式计算出每组的 f 值，求出 f 的平均值。

4. 用物距与像距法测量凹透镜焦距

（1）按图 16-4 固定物屏的位置于 S_0 处，并在其后的导轨上放置一凸透镜 L_1 ，使像屏上成一倒立缩小的实像。记下像屏 Y_1' 位置 A_1（s_0 通过凸透镜也可成一个倒立放大的实像，但所成的缩小实像亮度、清晰度高，易准确定位；另外，由于光具座尺寸的限制，所以，实验中只能成缩小的实像）。

（2）移动像屏的位置，重复“用物距与像距法测量凹透镜焦距”（1）的步骤 3 次，将测量 3 次所得的 A_1 位置填入表 16-3 中。

（3）在凸透镜 L_1 与像屏 Y_1' 之间放上凹透镜 L_2，L_2 的位置应靠近 Y_1' 一些，此时 Y_1' 上倒立缩小的实像可能模糊不清，可将像屏向后移动，直至在 A_2 处又出现清晰的像。重复找出 A_2、L_2 的位置 3 次，填入表 16-3 中。

（4）利用高斯公式计算出凹透镜的焦距。

【实验数据记录表格】

表 16-1 自准直法和公式法测量凸透镜焦距

次数	自准直法测量凸透镜焦距			公式法测量凸透镜焦距		
	P 位置	L 位置	f(cm)	u(cm)	v(cm)	f(cm)
1						
2						
3						
平均	/	/		/	/	

表 16-2 二次成像法测量凸透镜焦距

次数	D(cm)	O_1(cm)	O_2(cm)	d(cm)	f(cm)
1					
2					
3					
平均值	/	/	/	/	

表 16-3 用物距与像距法测量凹透镜焦距

次数	u(cm)	v(cm)	f(cm)
1			
2			
3			
平均值			

【思考题】

1. 为什么要调节光学系统共轴？调节共轴有那些要求？怎样调节？

2. 为什么实验中常用白屏作为成像的光屏？可否用黑屏、透明平玻璃、毛玻璃，为什么？

3. 为什么实物经会聚透镜两次成像时，必须使物体与像屏之间的距离 D 大于透镜焦距的 4 倍？实验中如果 D 选择不当，对 f 的测量有何影响？

4. 在薄透镜成像的高斯公式中，u、v、f 在具体应用时其正、负号如何规定？

（王昌军）

实验十七　测自组显微镜和望远镜放大率

【实验目的】

（1）了解望远镜和显微镜的成像原理。

（2）学会组装望远镜和显微镜，并测定视角放大率。

【实验原理】

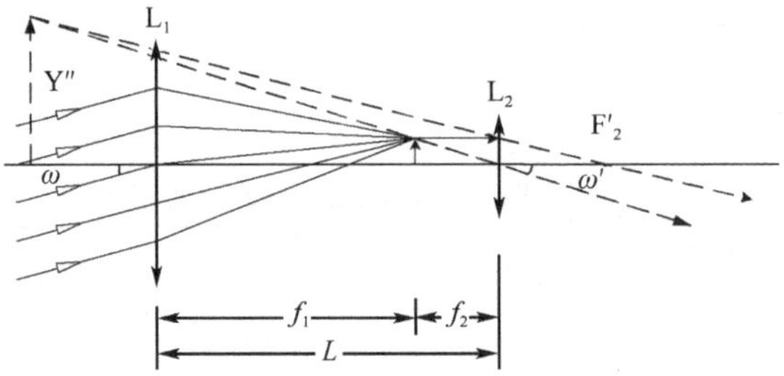

图 17-1　望远镜成像

1. 望远镜　是用来观察远距离目标的目视光学仪器，通常是由两个共轴光学系统组成，我们把它简化为两个会聚透镜，如图 17-1，其中向着物方向的 L_1 称为物镜，接近人眼的 L_2 称为目镜。物镜的作用是将无穷远物体发出的光经会聚后在它的像方焦面上生成一倒立实像，然后经目镜把实像放大，因此实像同时位于目镜的物方焦面处（注：图中实像位于前焦点以内）。用望远镜观察不同位置的物体时，只须调节物镜和目镜的相对位置，使中间实像落在目镜物方焦面上，这就是望远镜的“调焦”。

对于望远镜来说，除了满足以上物像位置的要求外，它的视角放大率必须大于 1。对于目视光学仪器的视角放大率，定义为通过仪器观察时，物体的像对人眼的张角 ω' 的正切与在适当条件下，直接用眼睛观察时物体的像对眼睛的张角 ω 的正切之比：

$$M=\frac{\mathrm{tg}\omega'}{\mathrm{tg}\omega} \tag{17-1}$$

对物镜而言，根据无穷远像高的计算公式有

$$Y_{物}=-f_1\cdot\mathrm{tg}\omega$$

对目镜的公式有

$$Y_{目}=f_2\cdot\mathrm{tg}\omega'$$

将以上两式代入（17-1）式，并考虑到有 $Y'_{物}=Y_{目}$ 的关系。则有

$$M=\frac{\mathrm{tg}\omega'}{\mathrm{tg}\omega}=-\frac{f_1}{f_2} \tag{17-2}$$

公式中的负号表示为倒像. 若要使 M 的绝对值大于 1，一般应有

$$f_1>f_2$$

由于光的衍射效应，制造望远镜时，还必须满足：

$$M=\frac{D}{d} \tag{17-3}$$

式（17-3）中 D 为物镜的孔径，d 为目镜的孔径，否则视角虽放大，但不能分辨物体

的细节。

2. 显微镜　是用来观察近距离微小目标的目视光学仪器，它也是由物镜和目镜两个共轴光学系统组成，其光路如图 17-2 所示。物体 Y 首先经过物镜在目镜的物方焦平面上生成一个倒立的放大实像 Y′，再经过目镜放大成正立像于无穷远处。

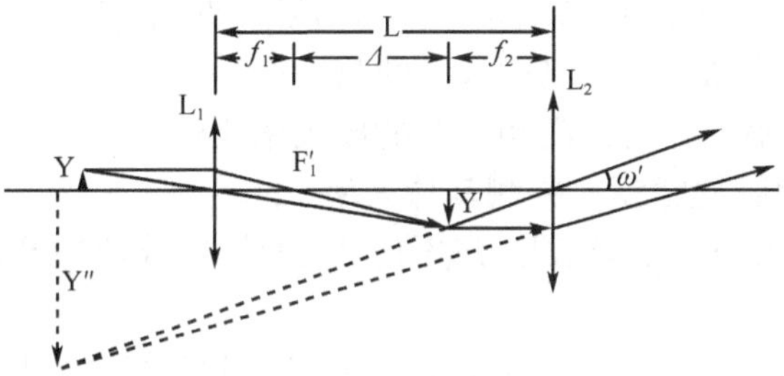

图 17-2　显微镜成像

设物镜和目镜之间的光学间隔为 Δ，物镜的焦距为 f_1，目镜的焦距为 f_2，则被观察物体直接对人眼的视角的正切为

$$\mathrm{tg}\omega = \frac{Y}{25}$$

其中 25 cm 为明视距离。被观察物体，通过显微镜对人眼的张角的正切为

$$\mathrm{tg}\omega' = \frac{Y'}{f_2}$$

对于物镜的垂轴放大率：

$$\beta = \frac{Y'}{Y} = -\frac{\Delta}{f_1}$$

所以

$$Y' = -\frac{\Delta}{f_1}\cdot Y$$

将 $\mathrm{tg}\omega'$ 和 $\mathrm{tg}\omega$ 代入（17-1）式得

$$M = -\frac{\Delta}{f_1}\cdot\frac{Y}{f_2}\cdot\frac{25}{Y} = -\frac{\Delta}{f_1}\cdot\frac{25}{f_2} = -M_{物}\cdot M_{目}$$

由上式可得，显微镜的视角放大率为物镜垂轴放大率和目镜视角放大率的乘积，Δ 是显微镜的光学间隔，现代显微镜均有定值，通常是 17 cm 或 19 cm，由上式可知，显微镜的镜筒越长，物镜和目镜的焦距越短，放大率就越大，通常物镜和目镜的放大率是标在镜头上的。

一般测量显微镜的放大率的简单方法是：将虚像成在明视距离处，并在距目镜 25 cm 处与虚像平行放一米尺，利用比较法测出虚像 Y′ 的长度，物长为 Y，这时放大率 M = Y′/Y 。

【实验器材】

光具座全套、透明标尺、凸透镜四个。

【实验步骤】

1. 用两块凸透镜在光具座上组装望远镜

（1）用自准值法和共轭法，分别测出两个单透镜的集距 f_1 和 f_2 将所得数据记录于表 17-1

中，根据实验原理，确定焦距 f_1 和孔径 D 大的作为物镜，焦距 f_2 和孔径 d 小的为目镜。

（2）将另一个已知焦距为 f 的透镜与光源，透明标尺，组成一近似平行光当作无穷远发光物体，装上物镜，记下位置于表 17-1 中。这时远物通过物体在像方焦平面上成一实像。调节像屏测出成像位置、大小和倒正。

（3）取走像屏，装上目镜，调节共轴，再移动目镜直到清晰地看到像，记下目镜位置；并由所测像位置画出光路图，并估测望远镜的放大率。

（4）算出系统放大率，并与估测望远镜的放大率比较。

2. 用两块凸透镜组装显微镜，并测其放大率

（1）测出两凸透镜焦距、记录数据于表 17-2，根据实验原理及选择的条件，确定一个作物镜，一个作目镜。

（2）组装显微镜，限定镜筒长为 30 cm，仍以透明标尺作为被视察物进行调焦观察。

（3）调整好后，用像屏观察物镜后的像，记下像的位置，大小和倒正，并以实测目镜，物镜位置画出光路图，算出显微镜视角放大率。

（4）把毫米刻度尺放在距目镜 25 cm 的地方，尺面与物面平行。然后将通过目镜看到的毫米像宽与米尺毫米刻度比较，得出组装显微镜实测的放大率，如图 17-3 所示。

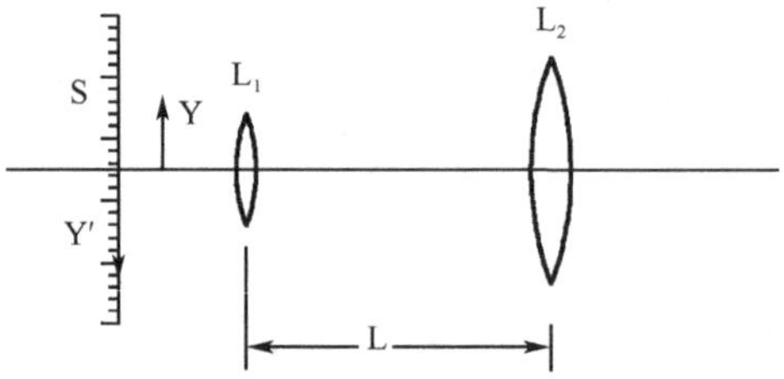

图 17-3　测放大率

【实验数据记录表格】

表 17-1　望远镜的组装

f_1	f_2	L_1 位置	Y′ 位置	Y′ 倒正	L_2 位置	L_1L_2 间距	$M_{理论}$	$M_{估测}$

表 17-2　显微镜的组装

f_1	f_2	L_1 位置	Y′ 位置	Y′ 倒正	L_2 位置	L_1L_2 间距	$M_{理论}$	$M_{估测}$

【思考题】

望远镜和显微镜在结构原理和使用中有何异同？

（王昌军）

实验十八　单透镜像差的观察

【实验目的】

（1）掌握单透镜像差的观察和测定方法。

（2）了解视差原理的实际应用。

【实验原理】

单透镜成像时，考虑到透镜的厚度、远轴光线、孔径大小、非单色光入射这种实际光学系统的成像与理想近轴光学系统的成像之间存在一定偏离，通常把这种偏离统称为像差。

1. 色差 色差是复色像差。因为透镜材料的折射率随光波波长而变，所以一个透镜对不同波长（即不同颜色）的平行光将有不同的焦点。当透镜对发出复色光的物体在近轴区域成像时，将在不同位置上形成与各色光对应的一系列像，从而使像变得模糊和带有颜色而形成色差。

如图 18-1 所示，色差 H 的大小常以红色像 P′ 与紫色像 P″ 至透镜距离之差表示，即

$$H = S_R{}' - S_V{}' \tag{18-1}$$

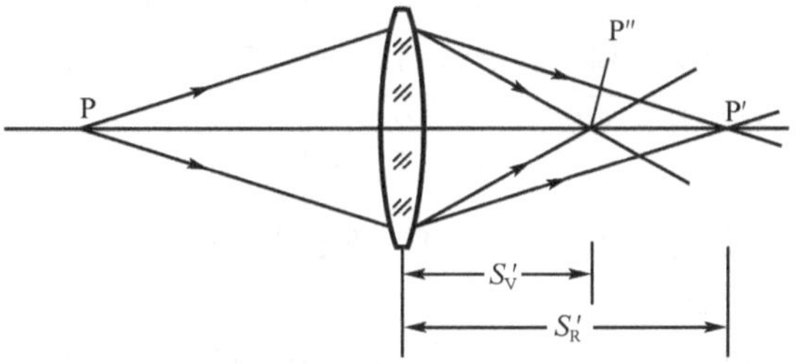

图 18-1 色差

2. 球差 球差是轴上物点以宽光束成像时产生的成像缺陷。如图 18-2 所示的会聚透镜，轴上物点 P 发出的单色光线，经透镜上不同环带 1、2、3 折射后分别交于轴上 P‴、P″、P′ 三点，离光轴较远处的环带 1 的折射光线的像距最短，离光轴较近的环带 3 的折射光线的像距最长。若置白屏于 P″，处，环带 2 的折射光线将形成一清晰像点于屏上，但环带 1、3 的折射光线均在像点 P″ 的外围弥散成模糊光斑。对于给定物点 P 产生的球差的大小 δ_S'，常以近轴光线的像点和边缘光线的像点至透镜距离之差表示，即

$$\delta_S' = S' - S''' \tag{18-2}$$

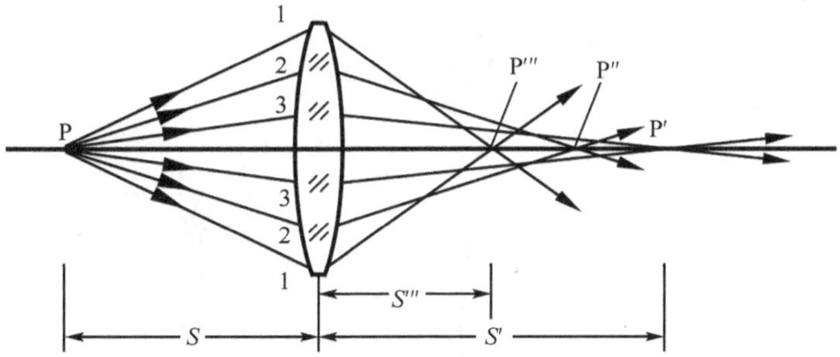

图 18-2 球差

3. 彗差 彗差是轴外物点以宽光束成像时所产生的一种轴外宽光束单色像差。如图 18-3A 所示，由 Q 点发出的光线经透镜上不同环带的折射后，在理想像面 MN 上将形成不同的圆斑，各圆斑的圆心在子午面内，但互不重合，而圆斑的半径与环带的半径有关，结果在 MN 面上形成的像是照度不均匀的彗星状光斑，如图 18-3B 所示。

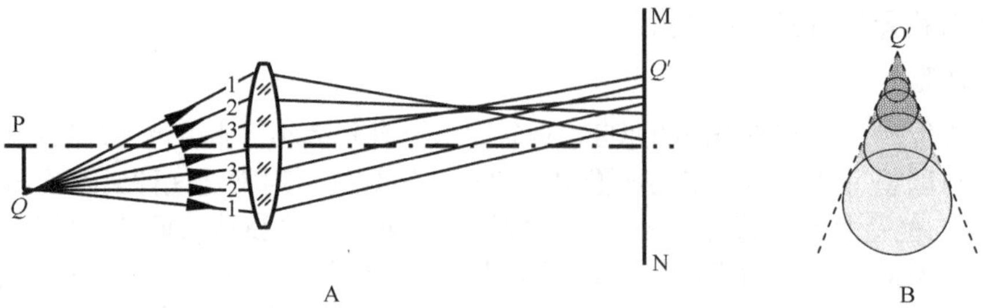

图 18-3　彗差

A.彗差的形成；B.彗星状光斑

4. 像散　离轴较远的物点所发出的细光束，斜射到透镜上经折射后，光线进行的情况如图 18-4 所示。成像光束的截面一般是椭圆，但其中有两个位置为直线（子午焦线和弧矢焦线），另一个位置为最小明晰圆。这种子午像点与弧矢像点之间的沿轴位置差异，称为像散。像散的大小常以两焦线之间的距离表示，即

$$ST = X_T{}' - X_S{}' \qquad (18\text{-}3)$$

当子午光束的会聚度大时，子午像点 $X_T{}'$ 就比弧矢像点 $X_s{}'$ 更靠近光学系统；反之，则是弧矢像点 $X_s{}'$ 更靠近系统。

5. 像场弯曲　平面物所成像面变为曲面的现象，称为像场弯曲，它使垂直于光轴的光屏上得不到边缘和中心同时清晰的像。如图 18-5 所示。

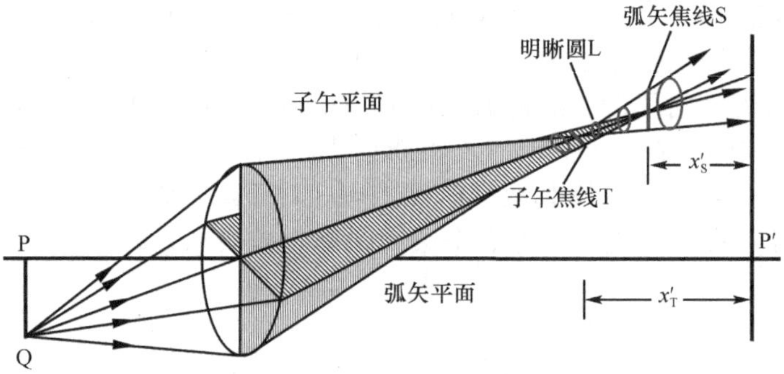

图 18-4　像散

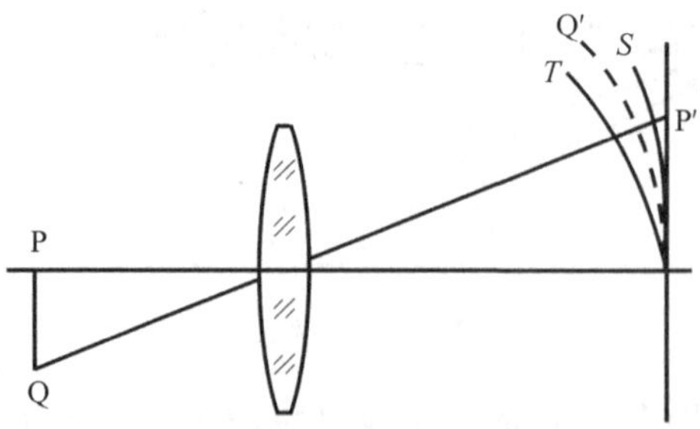

图 18-5　像场弯曲

6. 畸变　畸变为轴外点细光束像差。物体经透镜成像时，若透镜对离光轴距离不同的物体上各部分的横向放大率不同，则所成像与原物不相似。畸变与光阑的位置有很大的关系，当光阑在透镜后时，结果表现为枕形畸变；当光阑在透镜前时，结果表现为桶形畸变。如图 18-6 所示。

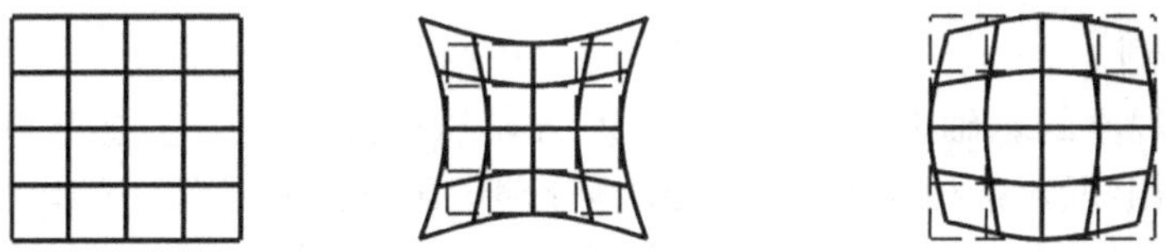

图 18-6　畸变

A.物平面；B.枕形畸变；C.桶形畸变

【实验器材】

全套光具座、平凸透镜 $F=150\text{mm}$ 、双凸透镜 $F=10\text{mm}$ 、 $F=250\text{mm}$ 各一块、白炽灯光源一个、光阑两只（边缘透光和中部透光）、滤光片两片（红色和紫色各一片）、针孔屏一个、白屏一个、铜丝网格。

【实验步骤】

1. 色差和球差的观察和测量

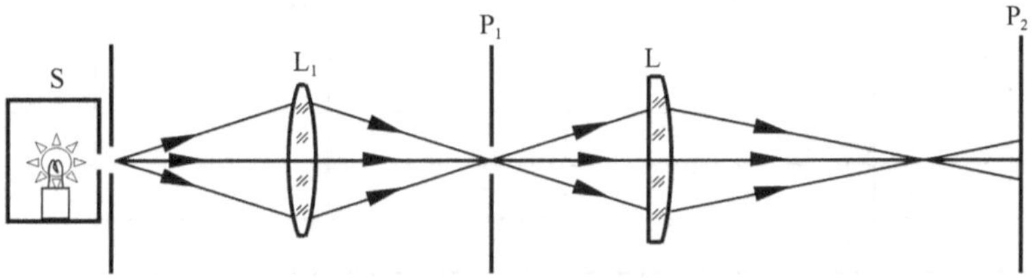

图 18-7　单透镜像差的观察

（1）如图 18-7 所示，将光源 S ，聚光双凸透镜 L_1（ $F=250\text{mm}$ ），针孔屏 P_1、待测平凸透镜 L（ $F=150\text{mm}$ ）及白屏 P_2 置于光具座上并使之共轴，调节 L_1，使 S 发出的光聚焦于针孔上。移动 L 或白屏 P_2 分别处于适当位置，直至 P_2 上出现针孔的清晰像，固定 L 位置。

（2）色差的观测：在透镜 L 左方紧靠透镜插入中心透光的小孔光阑，在光源 S 的窗孔上分别加上红色和紫色滤光片；移动白屏 P_2，直至 P_2 上分别出现针孔的红色像和紫色像、记录 P_2 在光具座上两位置的读数作为 S_R' 和 S_V' 。重复三次，将测得数据记录于表 18-1 中，并按式（18-1）计算给定物点的色差，求其平均值。

（3）球差的观测：取下滤光片，移动白屏 P_2，使 P_2 上得到针孔的清晰像，记录 P_2 的位置作为 S' 。保持透镜 L 的位置不变，将小孔光阑换用环状光阑，移动白屏 P_2 重新得到针孔的清晰像，依同样的方法测出 S''' 。重复测量三次，将数据记于表 18-1 中，带入式（18-2）算出给定物点的球差并求其平均值。

2. 彗差的观察

（1）将 L 换为双凸透镜（ $F=100\text{mm}$ ），移动自屏 P_2，使之得到针孔的清晰像。去掉光阑，将成像透镜 L 垂直于光轴转过一较大的角度，让斜光线充满透镜 L，像屏亦随之转过相应角度，原物点小孔成为透镜 L 的一个轴外点。这时像将呈彗星状光斑。记录所观察到的现象于表 18-2 中。

（2）重复上述步骤，将 L 旋转至另一更大角度，记录观察到的结果，比较彗差与轴外物点距光轴距离的关系，将观察到的结果填入表 18-2 中。

3. 像散的观测

（1）在彗差观察的基础上，在透镜 L 左方紧靠透镜插入中心透光的小孔光阑，移动 P_2，使 P_2 上分别出现两条相互垂直的焦线，分别记录下此两条焦线的坐标 $X_T{}'$ 和 $X_s{}'$ 于表 18-3 中，重复测量三次，并按式（18-3）算出给定物点的像散 ST 并求其平均值。

（2）将 L 旋转至另一角度，重复上述实验步骤，总结像散随其视场大小而改变的关系，记录于表 18-3 中。

4. 场曲与畸变的观察 在像散观察的基础上，取下针孔屏，以正方形网格作平面物，由远及近地移动白屏，记录你所观察到像的清晰部分的先后顺序，并由此断定平面物的清晰像面是否为平面，同时记录你观察到正方形网格的像是否发生畸变于表 18-4 中。

【实验数据记录表格】

表 18-1 色差和球差的观测

像差	色差的观测 (cm)			球差的观测 (cm)		
次数	S_R'	S_V'	$H=S_R'-S_V'$	中部透光 S'	边缘透光 S'''	$\delta_S'=S'-S'''$
1						
2						
3						
平均	/	/		/	/	

表 18-2 彗差的观察

对双凸透镜 L	光心在光轴上	光心偏离光轴	
		距离小	距离大
白屏 P_2 上有无彗差			

表 18-3 像散的观察

次数	子午焦线 X_t'(cm)	弧矢焦线 X_S'(cm)	像散大小 $ST=X_t'-X_S'$(cm)
1			
2			
3			
平均	/	/	

表 18-4 场曲与畸变的观察

白屏位置	远	中	近
金属网格线清晰位置			
是否平面清晰像			
是否发生畸变			

【实验数据处理】

按照实验步骤所要求的各项内容，将实验数据处理结果记入到相应表格内。

【注意事项】

（1）实验过程中注意调整各光学元件共轴。

（2）注意轴外物点的设置方式。

【思考题】

1. 发出复色光的物体经透镜成像时，形成的色差位置如何分布？为什么？
2. 球差是一种单色像差，产生球差的物点位于何处？
3. 形成彗差和像散这两种像差时，物点应位于何处？

（任　超）

实验十九　霍尔效应及其应用

【实验目的】

（1）掌握霍尔效应原理及霍尔元件的应用。

（2）学习用“对称测量法”消除副效应的影响，测量试样的霍尔系数。

（3）确定试样的导电类型，计算试样的载流子浓度。

【实验原理】

置于磁场中的载流体，如果电流方向与磁场方向垂直，则在垂直于电流和磁场的方向上会产生一附加的横向电场，这个现象称为霍尔效应。霍尔效应是测量半导体材料电学参数的主要手段。

霍尔效应从本质上讲是运动的带电粒子在磁场中受到洛伦兹力作用而引起的。如图19-1所示，将一块宽为b，长为l，厚为d的N型（载流子为负电荷）半导体试样薄片放在垂直于他的外加磁场B（z轴）中，在薄片中沿x轴方向通以电流I_s，则薄片中作定向运动的载流子在y轴方向将受到洛伦兹力的作用。即

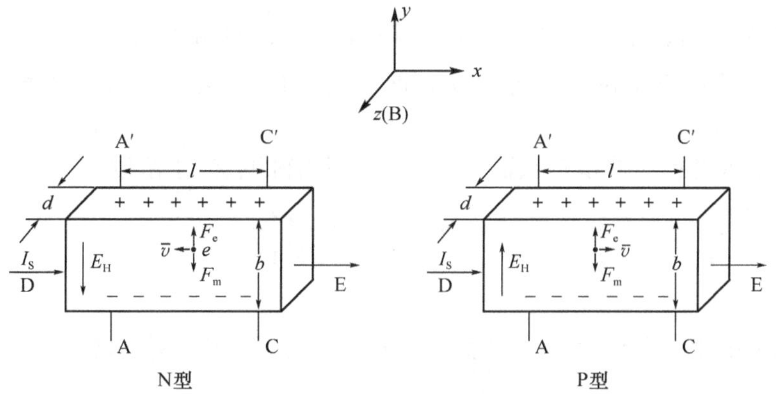

图 19-1　试样薄片示意图

$$F_m = qvB \tag{19-1}$$

式（19-1）中q为载流子的电量，v是载流子在电流方向上的平均漂移速度。在洛伦兹力的作用下载流子将向A（或A'）一侧运动，从而在试样A、A'两侧开始聚集等量异号电荷，由此产生附加电场——霍尔电场E_H。电场的指向取决于试样的导电类型。对N型试样（负电荷导电），霍尔电场沿y轴负方向，P型试样（正电荷导电）则沿y轴方向。

显然，霍尔电场将阻止载流子继续向 A（或 A'）一侧运动，当载流子所受的横向电场力 qE_H 和洛伦兹力 qvB 大小相等，且方向相反时，则有

$$qE_H = qvB \tag{19-2}$$

此时，样品 A、A' 两侧电荷的积累达到平衡。上式可写成：

$$E_H = vB \tag{19-3}$$

由于电场的存在，使 A、A' 两侧之间产生一个恒定的电势差 U_H，U_H 称为霍尔电压，U_H 与 E_H 的关系为：

$$U_H = bE_H$$

式中 b 为薄片宽度，将式（19-3）代入上式得

$$U_H = bvB \tag{19-4}$$

若载流子浓度为 n，薄片厚度为 d，则电流强度 $I_s = nqvbd$，代入式（19-4）得：

$$U_H = \frac{I_s}{nqd}B = R_H\frac{I_sB}{d} = K_HI_sB \tag{19-5}$$

即霍尔电压 U_H（A、A' 电极之间的电压）与电流强度 I_s 和磁感应强度 B 成正比，与薄片厚度 d 成反比。比例系数 $R_H = \frac{1}{nq}$ 称为霍尔系数，单位是立方米每库仑（$m^3 \cdot C^{-1}$），$K_H = \frac{1}{nqd}$ 称为霍尔灵敏度。通过式（19-5）可得出如下结论：

（1）霍尔系数：霍尔系数 $R_H = \frac{1}{nq}$，它是反映材料霍尔效应强弱的重要参数，只要测出霍尔电压 U_H(V)，电流强度 I_s(A)，磁感应强度 B(T) 和试样厚度 d(m)，则可按下式计算霍尔系数：

$$R_H = \frac{U_Hd}{I_sB} \tag{19-6}$$

由 R_H 的符号（或霍尔电压的正、负）可判断试样的导电类型。若 $U_H = U_{AA'} < 0$，即点 A 的电位低于点 A' 的电位，即 R_H 为负，说明载流子为负电荷，样品属 N 型半导体，反之则为 P 型半导体。

（2）载流子浓度：根据霍尔系数 R_H，可求出试样的载流子浓度：

$$n = \frac{1}{qR_H} = \frac{I_sB}{qU_Hd} \tag{19-7}$$

（3）霍尔灵敏度：$K_H = \frac{1}{nqd} = \frac{U_H}{I_sB}$，定义为霍尔元件通过单位电流在磁感应强度为 1 特斯拉的作用下所输出的霍尔电压。对于确定的样品，它是一个常数。如果 I_s 保持不变，可通过测定霍尔电压来测磁场 B。

在实际测量时，实验测得的 A、A' 两电极之间的电压并不等于真实的 U_H 值，而是包含着多种负效应引起的附加电压，因此必须设法消除。本实验采用电流和磁场换向的对称测量法，基本上能够把负效应的影响从测量的结果中消除。具体的做法是保持 I_s 和 B 的大小不变，设定 I_s 和 B 的正方向，依次测量下列四组不同方向组合的 A、A' 两点之间的电势差 U_1、U_2、U_3 和 U_4，即 $U_1(+I_s\ +B)$、$U_2(+I_s\ -B)$、$U_3(-I_s\ -B)$、$U_4(-I_s\ +B)$，

然后求 U_1、U_2、U_3 和 U_4 的代数平均值，可得：

$$U_H = \frac{U_1 - U_2 + U_3 - U_4}{4}$$

可见，用霍尔效应法测量磁场时，霍尔电压值应在不同条件下将测量四次的结果求代数和再取平均值才较为准确。

【实验器材】

TH-H 型霍尔效应实验仪、导线等。

【实验步骤】

1．测量霍尔系数 R_H

（1）按图 19-2 连接测试仪和实验仪之间相应的 I_s、U_H、U_σ 和 I_M 各组连线（其中 I_M 为流经用来产生磁场的电磁线圈中的电流，称为励磁电流。B 的大小与励磁电流 I_M 的大小成正比，即 $B=kI_M$，B 的大小与 I_M 的关系由厂家给定并标注在实验仪上。）。测试仪的“I_s 输出”接实验仪的“I_s 输入”，测试仪的“I_M 输出”接实验仪的“I_M 输入”，并将 I_s 及 I_M 双刀双掷切换开关掷向任意一侧。由于励磁电流 I_M 要远大于 I_s，故连线时一定要对应连接，确保正确！励磁电流 I_M 切换开关只要轻轻闭合应可达到实验要求，紧密闭合时容易产生电火花。由于励磁电流 I_M 较大，当切换开关换向时一定要接触绝缘手柄部分，不可碰金属部分，保证实验者安全。I_s 及 I_M 切换开关投向上方，表明 I_s 及 I_M 均为正值（即 I_s 沿 x 轴方向，B 沿 z 轴方向），反之为负值。

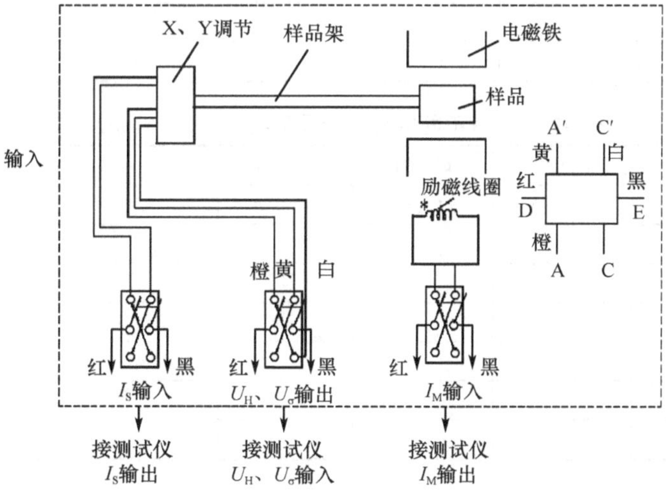

图 19-2　霍尔效应实验仪示意图

注意：连线时严禁将测试仪的励磁电源“I_M 输出”误接到实验仪的“I_s 输入”或“U_H、U_σ 输出”处，否则一旦通电，霍尔器件即遭损坏！

（2）为了准确测量，先对测试仪的数字电压表进行校零，即将测试仪的“I_s 调节”和“I_M 调节”旋钮均置零位，待开机数分钟后若 U_H 显示不为零，可通过面板左下方小孔的“调零”电位器实现调零。数字电压表应避免超量程使用，如果示数超量程，应马上断开切换开关。

（3）将实验仪的“U_H、U_σ”切换开关投向 U_H 侧，测试仪的“功能切换”置于 U_H；保

持 I_M=0.6A 不变，切换双刀双掷 I_s 及 I_M 投向方向（改变他们的正负值），再改变 I_s，测量相应的 U_H 值，记入表 19-1 中。

（4）保持 I_s=3.00mA 不变，切换双刀双掷 I_s 及 I_M 投向方向（改变他们的正负值），再改变 I_M，测量相应的 U_H 值，记入表 19-2 中。

2. 确定试样的导电类型，计算试样中的载流子浓度

（1）测量零磁场下的霍尔电压 U_σ 值。将实验仪的"U_H、U_σ"切换开关投向 U_σ 侧，测试仪的"功能切换"置于 U_σ。在零磁场（I_m=0.000A）的情况下，取 I_s=2.00mA，测量 U_σ 并记录。

（2）将实验仪三组双刀双掷开关均投向上方，此时，如图 19-1，I_s 沿 x 轴方向，B 沿 z 轴方向，毫伏表测量电压为 $U_{AA'}$。取 $I_s = 2.00\text{mA}$，$I_M = 0.600\text{mA}$，测量 U_H 的极性，由此判断试样的导电类型。

【实验数据记录表格】

表 19-1　I_s 取不同值测得的霍尔电压（$I_M = 0.6\text{A}$）

I_s(mA)	U_1(mV)	U_2(mV)	U_3(mV)	U_4(mV)	$U_H = \frac{U_1 - U_2 + U_3 - U_4}{4}$(mV)	R_H(m³/C)
	$+I_s$　$+B$	$+I_s$　$-B$	$-I_s$　$-B$	$-I_s$　$+B$		
1.00						
1.50						
2.00						
2.50						
3.00						
4.00						

表 9-2　I_M 取不同值测得的霍尔电压（$I_s = 3.00\text{mA}$）

I_M(A)	U_1(mV)	U_2(mV)	U_3(mV)	U_4(mV)	$U_H = \frac{U_1 - U_2 + U_3 - U_4}{4}$(mV)	R_H(m³/C)
	$+I_s$　$+B$	$+I_s$　$-B$	$-I_s$　$-B$	$-I_s$　$+B$		
0.300						
0.400						
0.500						
0.600						
0.700						
0.800						

【实验数据处理】

（1）根据式（19-6），试样薄片厚度 d 为 0.5mm，利用表（19-1）的测量结果计算霍尔系数值 R_H。

（2）利用表（19-2）的测量结果计算相应的霍尔系数值 R_H。

（3）计算霍尔系数值的平均值 $\overline{R_H}$。

（4）根据式（19-6）计算试样薄片中的载流子浓度 n（式中 R_H 为 $\overline{R_H}$）。

【注意事项】

（1）仪器出厂前，霍尔片已调至电磁铁中心位置固定，实验中禁止用手调节！霍尔片性脆易碎、电极甚细易断，严禁碰撞及触摸。

（2）I_s和I_M一定要对应相接，接触时要按手柄部分。

（3）数字电压表应避免超量程使用，及时断开双刀双掷切换开关。

（4）实验中有异常情况，应马上报告指导老师，严禁擅自处理。

【思考题】

1．如已知霍尔样品的工作电流I_s及磁感应强B的方向，如何判断样品的导电类型？

2．在什么样的条件下会产生霍尔电压，它的方向与哪些因素有关？

（商清春）

第四篇　创新型实验

实验二十　电流计的改装与验证

【实验目的】

（1）学会用实验的方法测定电流计的内阻。

（2）通过对给定的电流计扩展电流和电压的量程，掌握电流计扩大量程的方法。

（3）培养学生独立设计实验的能力。

【实验原理】

电流计（表头）只允许通过微安量级的电流，一般只能测量很小的电流与电压，若用它来测量较大的电流和电压，就必须进行改装，各种多量程表（包括万用表）就是利用这种方法制成的。

1. 电流计的量程与电流计量程的扩大　实验室用的电流计大部分是磁电式电表（指针偏转的角度与通过的电流成正比），其偏转的角度是有限的，最大偏转角对应的电流值就是该电流计的量程 I_g。欲测量超过其量程的电流，就必须扩大其量程。方法是在电流计的两端并联一个分流电阻 R_P，如图 20-1 所示。图中虚线框内电流计和电阻 R_P 组成了一个新的电流表。

设改装后表的量程为 I，通过电流计的电流为 I_g，流过 R_P 的电流为 $I-I_g$。由于 $U_g=I_g\cdot R_g$（R_g 是电流计的内阻），所以 $R_P=I_gR_g/(I-I_g)$，令 $I/I_g=n$，n 为量程扩大的倍数，则分流电阻

$$R_P=\frac{1}{n-1}R_g \tag{20-1}$$

当表头规格 I_g、R_g 测出后，根据要扩大量程的倍数，即可算出 R_p。同一电流计并联不同的分流电阻 R_p，就可以得到不同量程的电流表。

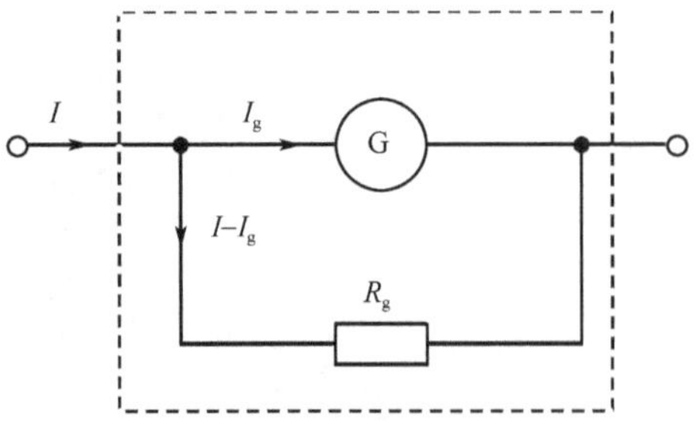

图 20-1　电流计量程扩大

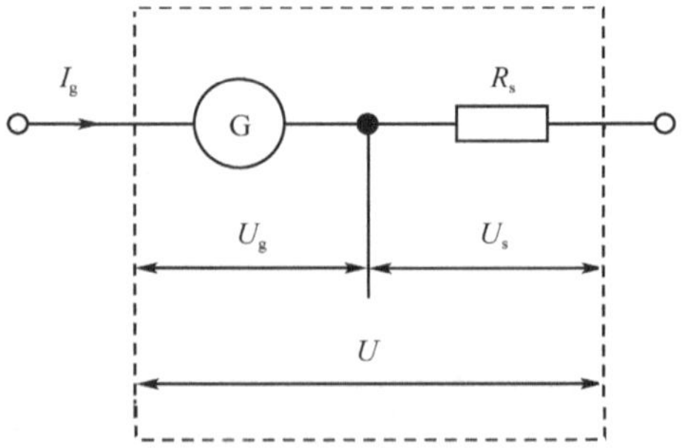

图 20-2　电流计改装成伏特表

2. 电流计改装成伏特表　电流计的满刻度电压也很小，一般为零点几伏。若要用它测量较大的电压，需在表头上串联分压电阻 R_s，如图 20-2 所示。虚线框中的电表和分压电

阻 R_s 组成一个量程为 U 的电压表，图中 $U = U_g + U_s = I_g \cdot R_g + I_g \cdot R_s$，所以

$$R_s = \frac{U}{I_g} R_g \tag{20-2}$$

只要测出 I_g 、R_g 的值，即可根据所需扩大的伏特表量程，由式（20-2）求出应串联的电阻。同一电流计串联不同的分压电阻 R_s 就可得到不同量程的电压表。

3. 实验仪器工作原理

（1）结构。实验仪面板结构如图 20-3 所示，实验仪主要集成了三位半标准数字电压表、三位半标准数字电流表，用于对改装后的电流表和电压表进行校准。模拟电流计表头，读数方便。提供一个量程 0～9999.9Ω 可变电阻箱 R_2，在被改装表用内阻大约为 100Ω，100 等分，精度等级为 1.0 级的指针式大面板改装电流表和电压表的实验中，供测量电流计 G 的内阻 R_g，学生可以将它与被改装表头串并联以人为改变表头内阻，在改装欧姆表实验中，作为可变外接电阻。另外提供可调直流稳压源，输出从 0～1.999V 可调，31/2 位数字显示，读数方便。470Ω 可调电阻 R_W 在改装电流表和电压表实验中，作为可变外接电阻用来调零。750Ω 电阻 R_1 与上述 470Ω 可调电阻一起用于把电流计表头改装为串接式和并接式欧姆表。

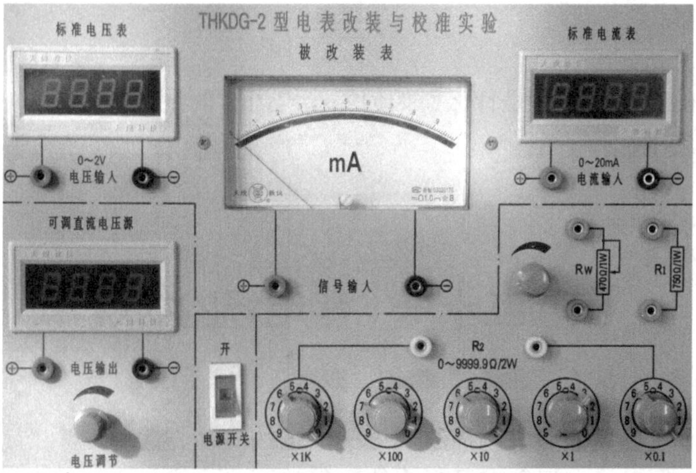

图 20-3　实验仪面板结构图

（2）技术指标。可调直流稳压源：0～1.999V 输出可调，3 位半数字显示。被改装指针电流计表头：量程 1mA，内阻 R_g 为 100Ω。470Ω 可调电阻：可变外接电阻，用于把电流表头改装为串接式和并接式欧姆表，用来调零。750Ω 电阻：与上述 470Ω 可调电阻一起用于把电流表头改装为串接式和并接式欧姆表。可变电阻箱：量程 0～9999.9Ω。校准用标准数字电压表：量程 0～1.999V，三位半数字显示，精度 1.0 级。校准用标准数字电流表：量程 0～19.99mA，三位半数字显示，精度 1.0 级。

【实验器材】

THKDG-2 型电表改装与校准实验仪。

【实验步骤】

（1）测定电流计的内阻。电流计改装或扩大量程时，需要知道电流计的两个参数 I_g、R_g。I_g 可以由电流计的表盘上读出，R_g 则需要测出。测量 R_g 的方法很多，本实验介绍其中的一

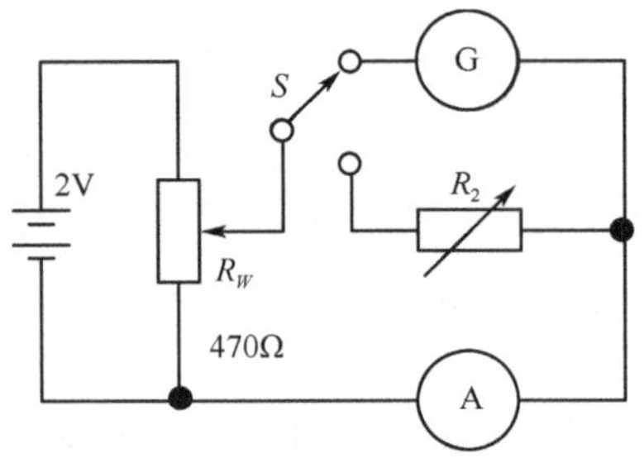

图 20-4　替换法测量电表内阻

种方法——替代法，其电路如图 20-4 所示。将被测电流计接在电路中读取标准表的电流值，然后切换开关 S 的位置，用十进位电阻箱替代它，并改变电阻 R_2 值，当电路中的电压不变时，使流过标准表的电流保持不变。则电阻箱的电阻值即为被测改装电流计的内阻。

（2）设计制作量程为 5.0mA 和 15.0mA 两量程电流表。

（3）设计制作量程为 0.5 V 和 1.0V 两量程电压表。

（4）利用实验箱将自己设计的改装后的电表进行验证，并分析误差。

【注意事项】

（1）打开实验箱电源前，必须将电源电压调节旋钮调至最小。

（2）注意表的正、负极，不要接错。

（3）接好电路后，需经老师检查，合格者方可接通电源。

（4）按实验设计内容的要求独立设计实验、绘制实验线路图并写出详细的计算过程与结论。

【思考题】

1. 扩大量程的方法和条件是什么？如何缩小电流计的量程？
2. 如何校准刻度？

（商清春）

实验二十一　静电场的描绘

【实验目的】

（1）学习用稳流场模拟静电场描绘偶极子电场的一种方法。

（2）加深对电偶极子电场分布及电力线和等势面（或线）之间关系的认识。

（3）了解模拟心电矢量的活动和心电图的产生。

【实验原理】

1. 模拟静电原理　带电体在它周围空间激发的静电场，可通过测量电势 U 来描述其分布，进而获得电场强度 $\vec{E}$ 的空间分布。直接测量静电场比较困难，需要采用高灵敏度的静电仪表来完成，因此常用稳恒电流场来模拟静电场。本次实验中我们用稳流场代替静电场的方法，模拟偶极子电场的分布。当把直流稳压电源的正、负极放入导电性能均匀的导电纸上时，其电场分布情况基本与静电场一样。只要在电场中找出电势相等的点，并把这些点连接起来，就可以得到等势线（或面）。再根据电力线与等势面（或线）正交的性质，便可作出电力线，从而形象地描绘静电场的分布情况。等势面较密集的地方，电力线也较密，相应的电场强度也较强。

这种通过模拟来间接研究被研究对象的方法叫作模拟法。模拟法基于不同的被研究对象遵循规律形式上的相似，利用其相似性，对容易测量的研究对象进行研究，来替代不易测量的研究对象的研究。

2. 模拟心电原理　人体内心脏兴奋时，组成心脏的大量心肌细胞的膜内外正负电荷失去对称性，形成大量电偶，进一步合成心电向量，导致人体体表各点均具有一定的电势（或电位），并随着心电向量的大小和方向的改变而改变。如果用导线将体表的两个部位接于心电图机上，就能把这两处的电势记录下来，描出电势随时间变化的曲线，这曲线图叫做心电图。

心电图波形如图 21-1 所示，横坐标代表时间，纵坐标代表心脏的电激动影响身体表面不同部位的电势差。它由 P、Q、R、S、T 等波组成，临床上常根据这些波形的振幅高低和相距时间的长短以及波形的形状等作为诊断心脏病的重要依据。为便于进行比较，通常用四个肢体电极（两前臂、两小腿的内侧面）和一个胸电极（放在胸部）引出心电波接在心电图机上进行描记。接在心电图机上的两个体表部位组成一个导联。例如，右前臂和左前臂组成Ⅰ导联；右前臂和左腿组成Ⅱ导联；左前臂和左腿组成Ⅲ导联；胸部和右腿组成胸导联等。由于不同的两个部位之间的电势差变化不相同，因此不同导联的心电图也不相同，这便是心电图的原理。

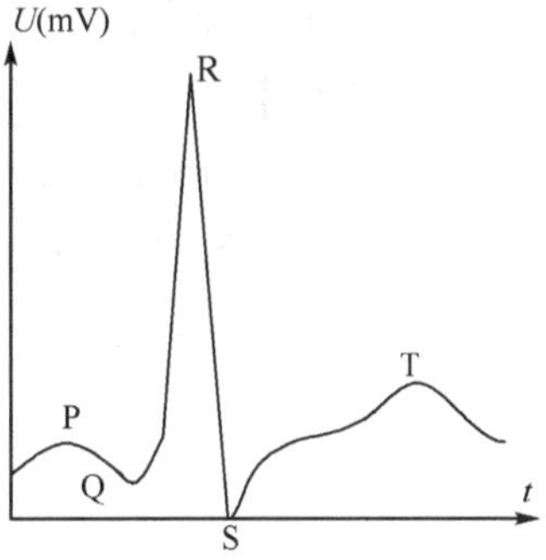

图 21-1　心电图波形

【实验器材】

等电位仪、检流计、实验盘、导电纸、探测笔及导线。

【实验步骤】

（1）把导电纸黑面向上安放在实验盘上，将每个接线柱上的接线螺母拧紧。

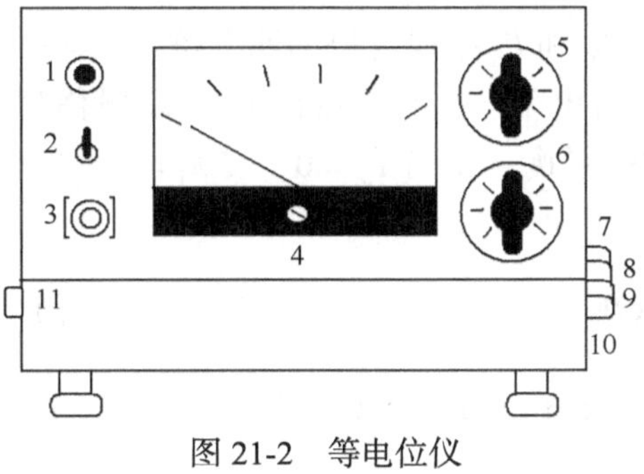

图 21-2　等电位仪

1. 火花按钮；2. 电源开关；3. 指示灯；4. 电压表；5. 分压器；6. 分压器；7. 接地；8. 测笔；9. 负极；10. 正极；11. 检流计插孔

（2）等电位仪面板结构如图 21-2 所示。将正、负极分别接在实验盘两端的接线柱上，参考电极在实验过程中依次接在盘中间的接线柱上，再将接有探测笔的导线与等位仪的测笔接线柱相联接。

（3）把等电位仪电源插头插在 220 伏的电源上，打开电源开关（指示灯亮），这时导电纸上即建立了稳恒电流场。

（4）手持探测笔，在选定的参考电极下（或上）面 1 厘米左右处与导电纸接触，左右滑动探测笔至等电位仪上电压表指针指零时，将接检流计的插头插入等电位仪插孔（在侧面）中，微动测笔，使检流计指针指零。用手按下火花按钮，再将探测笔缓慢提起，即有火花打出（切勿用力过度，以免纸破）。用同样的方法在参考电极的上、下各打出 3 个距离相同的等位点。

（5）依次改变参考电极，重复步骤（4）。

（6）关闭电源，把导电纸从实验盘上取下来。

【实验数据处理】

（1）在导电纸的背面（白色），根据烧焦点画出各参考电极的等势线（要画成平滑的曲线），并标明正、负电极的位置。

（2）根据电力线与等势面（或线）正交的性质，画出 5～7 条电力线，并标出方向。

（3）请根据静电场描绘的实验原理，设计心电向量的实验描绘方法。

【注意事项】

（1）实验时探针应轻拿轻放，以免划破导电纸。

（2）电极、探针应与导线保持良好的接触，上探针应尽量与坐标纸面垂直。

（3）探针切勿触碰电极，以免损坏检流计。

【思考题】

1. 为什么用电压表先找等势点？

2. 为什么用电压表找到的等势点与用检流计找到的等势点不完全一致？

3. 试从你测绘的等位线和电力线分布图，分析何处的电场强度较强？何处的电场强度较弱？

（张　岱）

实验二十二　用热敏电阻测量温度

【实验目的】

（1）学会用平衡电桥测电阻。

（2）了解热敏电阻的性质，学习非平衡电桥的工作原理。

（3）学会用非平衡电桥法做半导体温度计定标曲线及利用其测温度。

【实验原理】

1. 平衡电桥的工作原理　图 22-1 中电阻 R_1、R_2、R_X 和 R_S 组成电桥的四个桥臂，其中 R_X 为待测电阻，R_S 称比较臂电阻，R_1 和 R_2 称为比率臂电阻。接有检流计 G 的路段称为“桥”。接通电源，如果“桥”的两端电势相等，电桥平衡，则有 $I_g = 0$，$I_1R_1 = I_2R_2$，$I_SR_S = I_XR_X$，$I_1 = I_x$，$I_2 = I_s$，联立各式可得

$$R_X = \frac{R_1}{R_2}R_S = KR_S \tag{22-1}$$

式（22-1）中 $K = R_1/R_2$ 称为比率系数。已知 R_1、R_2 和 R_S 就可以求出 R_X。

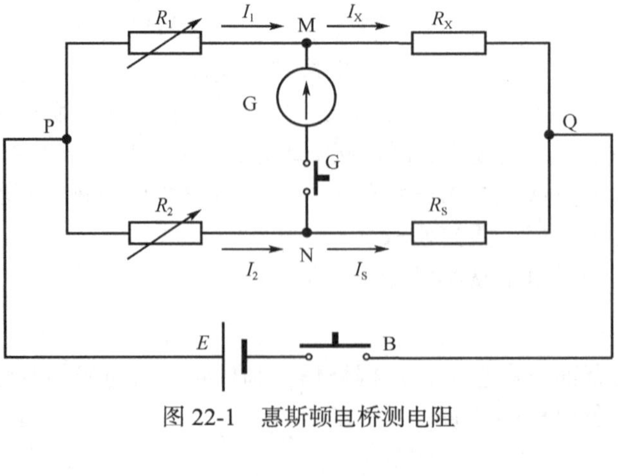

图 22-1　惠斯顿电桥测电阻

2. 非平衡电桥的工作原理 电桥不平衡时，$I_g \neq 0$。I_g 的大小与电源电压、桥臂电阻有关。利用非平衡电桥测量时，确保电源电压和其他阻值不变，改变 R_X，使 I_g 与之有一一对应的关系，确定 R_X - I_g 关系的过程，就是为非平衡电桥进行定标。本实验采用温度负相关热敏电阻 R_T 替代 R_X 在电桥中的位置，改变温度 T，R_T 值发生变化，I_g 随之改变，确定 R_X - I_g 关系的过程变为确定 T-I 关系的过程，就可以利用非平衡电桥测量原理设计一个热敏电阻温度计。本实验利用热敏电阻伏安特性曲线的线性区域定标，定标温度范围 20～70℃。

【实验器材】

QJ23a 型电桥、待测电阻 3 个、热敏电阻 1 个、温度计 1 个、直流稳压电源 1 台、微安表（满量程 100）1 个、大烧杯一个。

【实验步骤】

1. 用平衡电桥测电阻

（1）打开电桥箱盖，将电源转换开关扳向"$B_{内}$"，检流计转换开关扳向"$G_{内}$"，调整检流计指针到"0"刻度线上。

（2）在 R_x 两接线柱间，接上被测电阻。

（3）根据被测电阻的大致数值，选择合适的比率臂，并估计 R_S 的大小。

（4）用跃接法顺次按下电源开关 B 和检流计开关 G，反复调节 R_S 使 G 平衡，由 $R_X = KR_S$ 求出 R_X（在测量过程中，测量盘×1000 旋钮不允许置于"0"位；每次调节 R_S 之前必需断开"B"和"G"）。

（5）用同样的步骤测出另外 2 个电阻的阻值，将测得的结果填入表 22-1 中。

（6）在 R_x 两接线柱间，接上热敏电阻 R_T。

（7）重复实验步骤（3）、（4），分别测量热敏电阻在室温和温水中的阻值，将测得的数据填入表 22-1 中，分析热敏电阻阻值随温度变化的特性。

2. 用热敏电阻测量温度

（1）按照在室温下测定的 R_T 阻值，选定 K 和 R_S 的值。

（2）保持 K 和 R_S 的值不变，将微安表和直流稳压电源按正确极性分别接入到惠斯顿电桥的外接输入端，并将 E 的输出值调整到 0 伏特。

（3）将电源转换开关扳向"$B_{外}$"，检流计转换开关扳向"$G_{外}$"。

（4）将热敏电阻置于 70℃的热水中，用跃接法顺次按下电源开关 B 和检流计开关 G，调节电源电压 E 使流过桥路上电流的大小为所用微安表的满量程值（100 微安），从而选定电源电压 E 输出值。

（5）在上述选定测量条件下，每当水温降低 5℃，记录下相对应的 I_g 值，直至室温为止。将所得结果记录在数据记录表 22-2 中。

（6）从水中取出热敏电阻，保持原电路不变，将热敏电阻放到手心和手背上，分别记录所对应的 I_g 值，记录到表 22-3 中。

【实验数据记录表格】

表 22-1　电阻值的测量

待测电阻	R_{X1}	R_{X2}	R_{X3}	热敏电阻 R_T	室温	温水
比率系数 K				比率系数 K		
R_S(Ω)				R_S（Ω）		
R_X(Ω)				R_T 测量值（Ω）		

表 22-2　温度与电流的关系

温度（°C）	室温	25	30	35	40	45	50	55	60	65	70
电流（mA）	0.0										100.0

表 22-3　测温度

手心	测量电流（mA）		手背	测量电流（mA）	
	测量温度（°C）			测量温度（°C）	

【实验数据处理】

（1）根据表 22-1 中的数据，判断热敏电阻阻值随温度变化的情况。

（2）根据表 22-2 中的数据，以温度为横坐标，电流为纵坐标，作 T-I_g 关系曲线。

（3）根据表 22-3 中手心和手背所对应的电流值，在 T-I_g 关系曲线上找出所对应的温度值，记入到表 22-3 中。

【思考题】

1. 为什么在室温下调电桥平衡后，在整个实验过程中要保持 K 和 R_S 不变？
2. 在调节 E 使微安表满量程后，在整个实验过程中 E 的值可否改变？

（张　岱）

第五篇　医学物理实验

实验二十三　数字图像处理技术

【实验目的】

（1）熟悉 Photoshop CS 的界面及基本操作，掌握图像的基本编辑方法。

（2）熟练掌握工具栏的使用方法。

（3）熟悉图像处理软件 Photoshop CS 中有关图像调整的命令，并能在 Photoshop CS 中对图像进行分辨率、色阶、对比度、亮度等的调整。

（4）通过对图像的调整，明确像素的概念及数字图像的特点，加深对数字图像的理解。

【实验原理】

数字成像和传统摄影生成图像的方式不同。传统摄影编辑、处理非常缺少，而数字图像可根据需要对一幅源图像进行各种各样的后期处理。本实验的主要内容就是利用 Photoshop CS 图像处理软件对一幅源图像进行各种处理，从而了解数字图像的概念、组成及其极强的可操作性的特点。

数字图像由像素矩阵组成，计算机将每个像素当作数字数据来处理。“像素”是构成一幅图像的最小单元，像素所对应的数据代表该位置的颜色信息，单位长度内像素的多少体现一个图像的分辨率。相同面积内像素越多，图像就越精细、越清晰；像素越少，图像就越粗糙、越模糊。改变图像质量不只是通过改变分辨率来实现，还可以通过改变“亮度”、“色调”、“对比度”等来调整图像。要了解这些概念，首先要了解色彩模型。

RGB 模式被称为真彩色，是 Photoshop 中最受欢迎的模式。它有三个色彩信息的信道：红色（R）、绿色（G）、蓝色（B）。每个信道都有 8 比特的色彩信息—从 0 到 255 的亮度值色域。三个信道组合起来，可以有 256×256×256=1670 万种可能的颜色，是图像像素色彩性能能达到的顶峰。计算机显示器就是采用这种颜色模式来混合出各种不同颜色效果的。当 R=G=B 值时，该像素呈灰色，组成一幅图像的所有像素的 R、G、B 值都分别相同且取 0～255 之间的不同值时，便生成一幅灰度图像。灰度图像以像素的“亮度”值来体现。亮度是观察到的光的能量强度，在色调理论中的亮度是指：R=G=B=0，最暗（黑），R=G=B=255，最亮（白），0～255 之间有 256 个灰阶。色调是指当从一个光源发射出来的光由一组相当平均的波长组成时，光即成了白色。当某一波长占主导地位时，光就有一个特定的色调。例如，波长在 450nm 的蓝色光占主导地位时，光呈蓝色调。RGB 模式中，当 B 的值远大于 R、G 的值时，色调偏蓝。色调理论中，“对比度”是指相邻像素数值之间的差别，差别越大，对比度就越大。

数字图像是像素（数字）矩阵，对图像的任何调整都是对数据的处理。或增大，或减小，或通过某种算法在相邻数据之间插入新的数据等等。了解这一点就真止了解了图像处理的本质，也使复杂的图像处理简单化。

【实验器材】

微型计算机、数字图片、中文版 Photoshop CS。

【实验步骤】

1. 熟悉中文版 Photoshop 的界面及基本操作

（1）启动与退出，认识工作界面与工作环境：启动 Photoshop CS 第一次启动时，系统会自动打开“欢迎屏幕”对话框，如果下次启动时不想打开此对话框，则取消“启动时显示此对话框”的选择。单击“欢迎屏幕”对话框中的“关闭”按钮，关闭该对话框，进入 Photoshop CS 的默认工作界面。

退出 Photoshop CS。单击工作界面右上角“关闭”按钮即可退出。

（2）Photoshop CS 工作界面与标题栏：运行软件的公司及名称（Adobe Photoshop）；菜单栏：菜单共有 9 项，分别是文件、编辑、图像、滤镜等。每个菜单又有若干个子菜单；工具箱：位于工作界面左侧，提供了数十种工具，工具图标右下角带有黑色小三角的按钮符号表示是一工具组，右键单击图标即可显示该工具组，左键单击选择具体工具；工具属性栏：在菜单栏下方，出现工具箱中当前已选择工具的功能详细参数；工作区：界面正中部，工作区就像画板一样。画布、工具箱、控制版面都在此区域。

2. 掌握图像的基本编辑方法

（1）在 Photoshop 中创建一幅数字图像：打开 Photoshop 软件—点击“文件”—“新建”，出现“新建对话框”。在对话框中定义如图 23-1 所示。定义完毕，点击按钮“确定”。点击工具栏中的文字工具 T，字号选 72，字体选“华文新魏”，在画板上写“图像”两字，点击“视图”—“按屏幕大小缩放”显示，会发现两字很模糊，保存。

（2）Photoshop 图像的保存：在“文件”菜单下点击“保存”或使用 Ctrl+S 快捷键（直接保存到原文件夹并直接修改原图像），若要保存在自己所建文件中，在“文件”菜单下点击“存储为…”选择自己所建文件，录入文件名，选择需要的图像格式（JPEG），然后点击“保存”。

（3）了解物理尺寸相同的两幅图像素数与图像质量之间的关系：点击“文件”—“打开”（Photoshop CS 可打开扩展名为 PSD 格式、JPEG 压缩格式、TIFF 印刷格式、GIF 及 BMP 等多种格式的文件），选取前面保存的“文字-10”打开；点击“图像”—“图像大小”，打开图像大小对话框；在对话框中只把分辨率改为 50 像素 / 厘米，选中“重定图像像素”，其余都不变，点击“确定”确认。另存为“文字-50”（必须修改原文件名以免破坏原文件），如图 23-2 所示。

（4）插入图片：打开实验报告的 Word 文档——在结论适当位置点击菜单栏的“插入”—“图片”—“来自文件”—在对话框中双击 Windows 桌面上刚保存的图片（文字-10）、（文字-50），在图片上点击右键选择“设置图片格式”—“版式”—选择任意一种非嵌入型环绕方式（紧密型）—确定—编辑报告说明文字、调整图片大小—保存，等待打印输出。

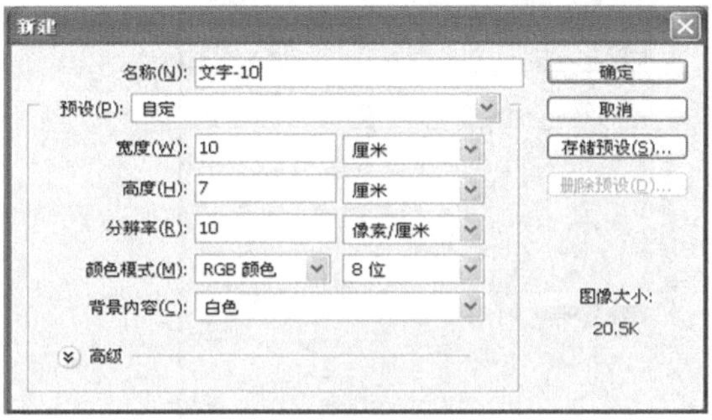

图 23-1　新建对话框

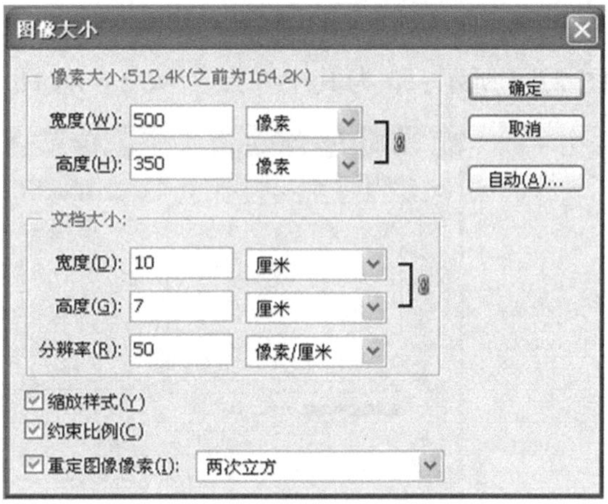

图 23-2　图像大小对话框

3. 学习有关图像调整命令

（1）打开“Photoshop”—“样本”—“向日葵．PSD”。

（2）点击“图像”菜单，对其进行模式、画布大小、图像大小以及旋转画布等的调整。

（3）点击“图像”—“调整”，分别进行“自动色阶”“曲线”“亮度 / 对比度”“反相”“色调分离”“变化”等的调整。仔细观察每步调整所引起的图像的改变，从而了解这些命令的功能，为下面实验做准备（对每步修改不作保存）。

4. 了解“色阶”（灰阶）与图像质量的关系

（1）打开“Photoshop”—“样本”—“向日葵．PSD”（也可载入其他图片）。

（2）选“图像”—“调整”—“色调分离”，打开色调分离对话框如图 23-3 所示：改变“色阶”值，取 2、16、128、255 四次值，分别存储为：向日葵 2.JPG，向日葵 16.JPG，向日葵 128.JPG，向日葵 255.JPG，并将其插入到实验报告的 Word 文档中。

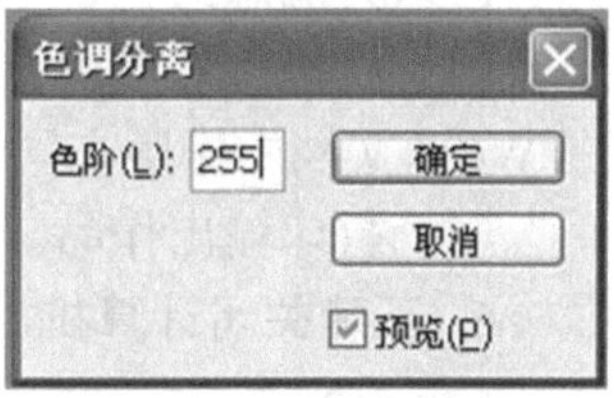

图 23-3　色调分离对话框

5. 通过调整“曲线”来调整图像的色调、对比度

（1）打开“Photoshop”—“样本”—“向日葵．PSD”（学生可对自己用数码相机拍摄的相片进行处理），其余图像关闭。

（2）点选“图像”—“调整”—“曲线”，打开曲线对话框。

在此对话框中，表格的横坐标（亮度杆表示 0 最暗—255 最亮）代表了原图像的色调，纵坐标代表图像调整后的色调。调整曲线时，首先单击曲线上的点，然后按住左键拖动，即可改变曲线形状。当曲线向左上角弯曲时，图像色调变亮；反之，当曲线向右下角弯曲时，图像色调变暗。

单击曲线时所产生的点被称为节点，其值显示在下面的“输入”（横坐标）、“输出”（纵坐标）编辑框中，如图中显示数值为曲线中点（节点）处的值。左下角为（0，0），右上角为（255，255）。若多次单击曲线，可产生多个节点，从而可将曲线调整成比较复杂的形状，即数据矩阵进行复杂变化，对图像进行复杂调整。

“曲线”命令是一个用途非常广泛的色调调整命令，利用它可以综合调整图像的亮度、对比度和色彩等。比如，增大兴趣区的灰度范围（提高对比度），如图 23-4 所示。

图 23-4A 是原图像曲线，图 23-4B 是变化后图像的曲线。假设曲线上取若干点如图 23-4 所示：*a* 为其中一点，从 23-4A 图看出，输入等于输出，因为根本没有改变，

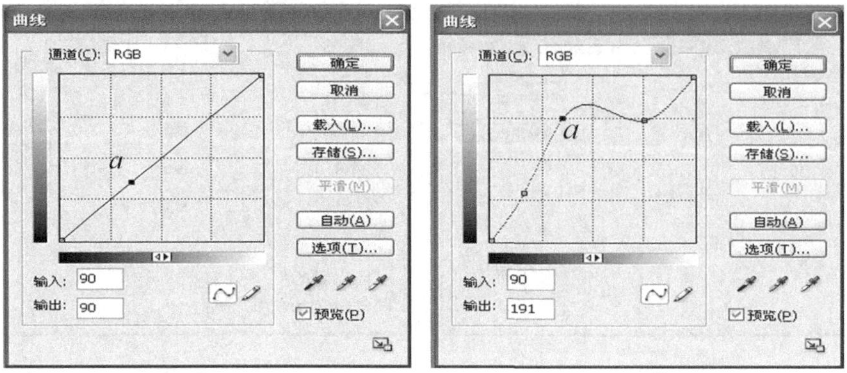

A　　　　　　　　　　B

图 23-4　曲线调整示例

A. 原图像曲线；B. 变化后图像曲线

就是原图像。假如我们认为原图像低值区不清晰（事实上通常 CT 图像也是如此，且人眼对低值区分辨率很低），那么我们需要提高低值区对比度，把 A 点向上移，如 23-4B 图中所示，*a* 点的值由原来的 90 变为 191，*a* 间差值由 90 变为 191，使得低值区图像对比度增大；且其中各点的值都相对增大，提高了亮度，从而增强了图像的可读释性。明白其中道理，可根据具体情况对图像进行有目的、更为细致的调整。

（3）用鼠标单击并拖动曲线上的点，进行曲线调整。打开“预览”，边调整边观察，到自己认为满意为止，单击“确认”。

（4）将调整好的图像插入到实验报告的 Word 文档中，并与前面的作品及文字说明，在 Word 文档中排版在同一 A_4 页面上。

（5）打印输出作品。

6. 正确关闭计算机　结束实验。

【思考题】

1. 在实验步骤 1 中，曾强调必须选中“重定图像像素”，如“重定图像像素”不选，会是什么样呢？你怎么理解“重定图像像素”？

2. 试述“色阶”的概念，并简述它与图像质量的关系。

（王克难）

实验二十四　A 型超声波诊断仪成像原理及使用

【实验目的】

（1）了解 A 型超声波诊断仪的基本结构。

（2）学习超声波的测距原理。

（3）掌握用 A 型超声波诊断仪测量距离和超声波在媒质中的传播速度的方法。

【实验原理】

1. A 超成像原理 A 型超声波诊断仪所成的像为一维幅度调制，成像的理论基础是假定声束在介质中以直线传播，并且在各种介质中声速均匀一致。当探头发射的超声波垂直地进入到两种声阻抗分别为 Z_1 和 Z_2 的介质分界面上时，其反射声强与入射声强的比定义为垂直入射时的声强反射系数，表示为

$$r_{I_0}=\frac{I_r}{I_i}=\left[\frac{Z_2-Z_1}{Z_2+Z_1}\right]^2 \tag{24-1}$$

由式（24-1）可知，两种介质的声阻抗差愈大，反射回波愈强。探头接收到反射回波将其转换成电信号，以幅度调制的方式显示接收到的回波信号，反射回波愈强，回波幅度愈大。根据反射回波的幅度、数量及始波与回波间的距离，可计算出被测介质各界面的距离、组织特征和性质。

2. A 超测距原理 设超声波离开探头进入到媒质内，遇到第一个反射界面产生的回波被探头接收所用的时间为 t，超声波在媒质中传播的速度为 c，则该界面与探头之间的距离

$$D=\frac{1}{2}ct \tag{24-2}$$

式（24-2）中的时间 t 可以由荧光屏上回波与始波的相对位置及标距脉冲的大小确定。本实验采用 JTC-5A 型超声波诊断仪，机内默认的速度是超声在水中的传播速度 $1503.8\,\text{m/s}$，标距脉冲的时间间隔为 $\tau=13.3\mu\text{s}$，则每个标距脉冲标示的距离为

$$d=\frac{1}{2}c\tau=\frac{1}{2}\times1503.8\times13.3\times10^{-6}=0.0100(\text{m})=1.00(\text{cm})$$

若式（24-2）中 $t=n\tau$，则

$$D=\frac{1}{2}ct=\frac{1}{2}cn\tau=n(\text{cm}) \tag{24-3}$$

超声波在水或人体软组织（近似认为传播速度与水相同）中传播时，被测的两个界面的反射回波距始波的时标格数分别为 n_1 和 n_2，则两界面间距离

$$L=\frac{1}{2}c(n_2-n_1)\tau=n_2-n_1(\text{cm}) \tag{24-4}$$

值得注意的是，荧光屏上所有的脉冲回波并不一定都是按照反射界面与探头之间距离远近的时序出现的，其中可能包含各界面的二次、三次回波等。利用 A 型超声波诊断仪设计测距实验时，必须尽量避免多重回波的出现所带来的干扰。

3. A 超测速原理 若已知其他介质两界面之间的距离 L，则可根据式（24-4）计算出超声波在该介质中的传播速度

$$c=\frac{2L}{(n_2-n_1)\tau} \tag{24-5}$$

【实验器材】

JTC-5A 型超声波诊断仪、2.5MHz 探头一个、带米尺刻度的有机玻璃水槽 1 个、带空气夹层的有机玻璃挡板一块、普通有机玻璃挡板两块、矩形有机玻璃块一个、游标卡尺一把、液体石蜡少许、蒸馏水、纱布等。

【实验步骤】

1. 学习仪器的调节使用方法 JTC-5A 型超声波诊断仪面板如图 24-1 所示。

（1）开机。接好电源电缆线，选择 2.5MHz 的探头并用输出电缆线将探头接在相应的插座上，同时通过仪器面板上的频率选择开关选择相对应的 2.5MHz 工作频率。向上接通面板上的电源开关，顺时针转动“亮度”旋钮，照明指示灯亮，2～3 分钟后即可见荧光屏上有扫描线、时间标距脉冲（简称时标）和始波脉冲出现。如果长时间不出现，可调节“辉度”旋钮，同时调整“垂直”“水平”位移旋钮及 “聚焦”“辅助聚焦”旋钮，使之以适中的亮度和清晰度出现在荧光屏下方适当的位置处。

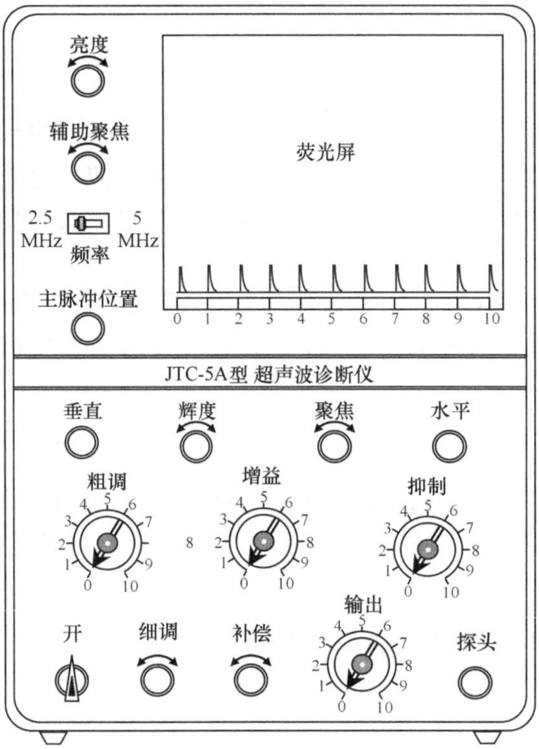

图 24-1　CTS-5A 型超声诊断仪面板图

（2）调节探测深度。仪器的探测深度由“粗调”旋钮决定。“粗调”旋钮分 1、2、3 挡。“粗调”置“1”时，调整“细调”旋钮，使标距脉冲宽度与荧光屏上 1 厘米标尺宽度一致，最大可探测距离为 10 厘米；“粗调”置“2”时，调整“细调”旋钮，使 2 个标距脉冲宽度与荧光屏上 1 厘米标尺宽度一致，最大可探测距离为 20 厘米；“粗调”置“3”时，调整“细调”旋钮，使 3 个标距脉冲宽度与荧光屏上 1 厘米标尺宽度一致，最大可探测距离为 30 厘米。以上探测对象为水或人体。

（3）调节始波位置。调节“主脉冲位置”旋钮，使始波脉冲与某个标距脉冲对齐，以便利用标距脉冲读出探测深度距离。

（4）调整仪器灵敏度。调整“增益”“抑制”旋钮可改变仪器的灵敏度。调节“增益”旋钮可使回波幅度成比例地放大或缩小，调节“抑制”旋钮可使小回波信号被淹没，只对大回波信号进行观察。灵敏度通常调整在“增益”位于 4～6，“抑制”位于 7～9。

（5）调整输出。调整“输出”旋钮，可以改变探头的输出强度，同时可以改变仪器灵敏度。“输出”旋钮一般位于 6～7。

（6）调节补偿大小。实验过程中可根据远场回波的强弱适当调节“补偿”旋钮，使反射波的幅度随反射距离的增加而线性提高，从而达到深度补偿的目的。

2. 测量水深

（1）调节“主脉冲位置”旋钮，使始波脉冲与第一个标距脉冲对齐。深度“粗调”置于“1”，调节深度“微调”，使时标 1 格对准荧光屏上标尺 1 大格，使标尺每格代表 1 厘米水深。调整各旋钮使波形位置适中、清晰。

（2）在侧面附有标尺、长为 12 厘米的水槽内注入约 2/3 容积的蒸馏水，如图 24-2A 所示。探头蘸取少许液体石蜡后与水槽一端壁面密接，将带有空气夹层的有机玻璃挡板分别置于距探头 3cm、6cm、9cm 处，观察荧光屏上出现的回波情况。适当调整“增益”和“抑制”旋钮，使回波的杂波少而幅度适中。分别测量上述三种情况下第一回波与始波间的距离，记入表 24-1 中。

（3）将“粗调”置于“2”，调节“微调”，使时标 2 格对准荧光屏上标尺 1 大格，此时标尺每格即代表 2 厘米水深。重复实验“测量水深”步骤（2）。

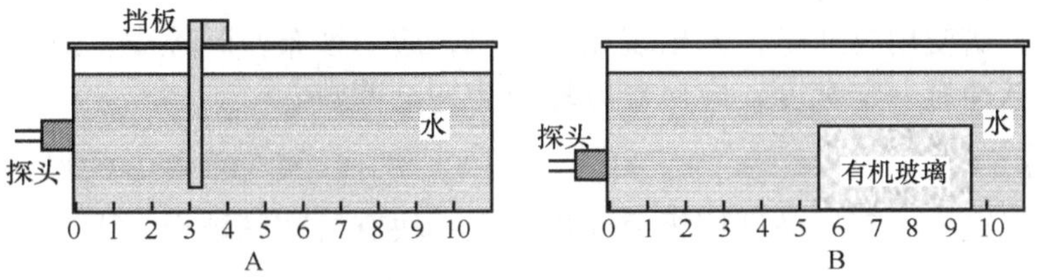

图 24-2　测量装置图

A. 测量水深；B. 测量有机玻璃厚度

3. 测量有机玻璃厚度

（1）将有机玻璃挡板换成有机玻璃块，靠近探头一侧的平面与探头之间的距离不得少于 5cm，并保证超声束垂直入射到有机玻璃块中，如图 24-2B 所示。

（2）探头蘸取少许液体石蜡后与水槽一端壁面密接，观察有机玻璃块两界面反射回波情况，并记录相对应的反射回波的标距脉冲格数 n_1 和 n_2 于表 24-2 中，改变有机玻璃块距探头的距离，重复上述实验步骤再测量 2 次。

（3）用游标卡尺重复测量有机玻璃块的真实厚度 $L_{真}$ 3 次，记入表 24-2 中并求平均值，计算测量结果的绝对误差和相对误差。

4. 测量超声波在有机玻璃中的传播速度　利用实验步骤 3 的测量结果，将 $L_{测}$ 和 $L_{真}$ 及 n_2-n_1 的平均值作为已知条件，利用（24-5）式计算超声波在有机玻璃中的传播速度。

【实验数据记录表格】

表 24-1　测量水深

“粗调”位置 / 数量	1			2		
米尺读数（cm）	3.0	6.0	9.0	3.0	6.0	9.0
测量距离（cm）						
绝对误差（cm）						
相对误差						

表 24-2　测量有机玻璃块厚度

测量次数		1	2	3	平均值
回波位置	n_1				/
	n_2				/
	n_2-n_1				
$L_{测}$(cm)					
$L_{真}$(cm)					

【实验数据处理】

（1）根据表 24-1 中的测量结果，计算绝对误差和相对误差并将结果记入表中。

（2）根据表 24-2 的测量数据，按（24-4）式计算有机玻璃块的厚度 $L_{测}$ 并求平均值，将结果记入表中，分析误差产生的原因。

（3）比较实验步骤 4 的计算结果，说明哪种计算方法是正确的。

【注意事项】

（1）实验过程中保证超声波垂直入射到界面上。

（2）液体石蜡使用要适量，如出现流淌现象，应用纱布及时擦净，避免污染。

（3）回波脉冲有一定宽度，应尽量以峰值为标准读数。

【思考题】

在含有空气夹层的有机玻璃挡板后面再放置一块有机玻璃挡板，能否观察到该挡板的反射回波？为什么？

（王亚平）

实验二十五　A 超伪像的声像图观测

【实验目的】

（1）通过实验，加深学生对超声成像三个基本假定的理解。

（2）在一维状态下观测超声伪像，为理解二维超声伪像打下基础。

【实验原理】

超声伪像是指任一回波信号被超声诊断设备所显示的位置与被检体内回波界面的实际位置不符，或被显示的信号振幅、灰度变化不与被显示的回波界面特性变化相关，造成图像与实际组织的情况不一致，形成伪像。主要分为形状位置失真造成的伪像和亮度失真造成的伪像。

1. 形状位置失真伪像　超声束传播过程中遇到介质分界面，在非垂直入射时，由于界面两边声速不同使得声束发生折射，遇到偏离原传播方向的界面 P 反射后被探头接收，最终成像在原传播方向上 P′ 处，而形成位置失真伪像，如图 25-1 所示。由于超声波入射角度过大，使得非垂直入射界面的反射回波不能被探头接收，因此界面回波消失，形成形状失真伪像。

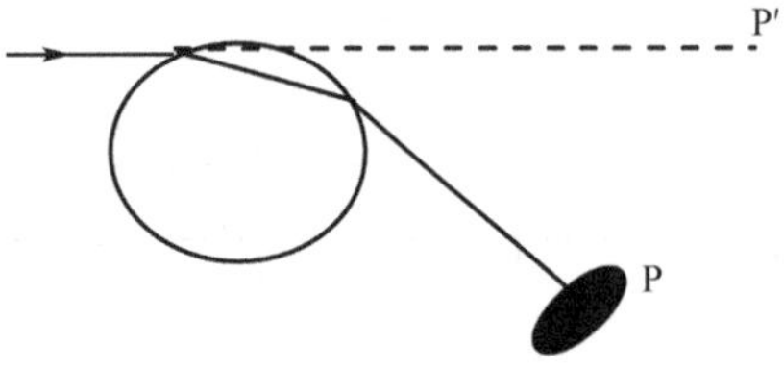

图 25-1　位置失真伪像

2. 亮度失真伪像　引起亮度失真有三方面的原因，第一方面的原因是声束传播的路径上媒质不均匀，从而改变了回波的强弱，即改变了亮度；第二方面的原因是由于界面反射或折射的回波与原区域的回波相叠加，引起亮度异常；第三方面的原因是由于探头的旁瓣效应引起的，使得位于主声束传播方向以外的界面回波被接收到，引起亮度（回波）异常。

实际上，有时我们不能严格区分形状位置失真和亮度失真伪像，视具体情况分析。本实验用 A 超的幅度和距离模拟 B 超的亮度和位置，以加深对伪像的认识。

【实验器材】

JTC-5A 型超声波诊断仪，5.0MHz 探头一只，方形、长方形有机玻璃水槽各一个，中间有空气薄层的有机玻璃片 1 片，有机玻璃薄片 4 片，液体石蜡，纱布。

【实验步骤】

1. 开机调整工作状态　开机后预热 5 分钟，调节灰度、聚焦、位移、增益、主脉冲旋钮，使诊断仪处于正常工作状态。将深度“粗调”置于 1，调节深度“微调”，使时标一格对准刻尺一大格，此时时标每格代表 1cm。以下各实验步骤，仪器均处于此工作状态。

2. 多重反射伪像的观测

（1）在侧面附有标尺、长度为 12 厘米的水槽内注入约 2/3 容积的蒸馏水，如图 25-2 所示。将带有空气夹层的有机玻璃挡板置于距探头 3cm 处并使之与探头垂直，探头蘸取少许液体石蜡后与水槽一端壁面密接，观察荧光屏上出现的回波情况。适当调整“增益”和“抑制”旋钮，使回波的杂波少而幅度适中。记录下所观察到的各回波间的距离和回波个数于表 25-1 中。

（2）将带有空气薄层的有机玻璃片先后移至距探头 2.0cm 和 4.0cm 处，并使之与探头垂直。观察回波个数及各回波之间距离的变化情况并记录于表 25-1 中。

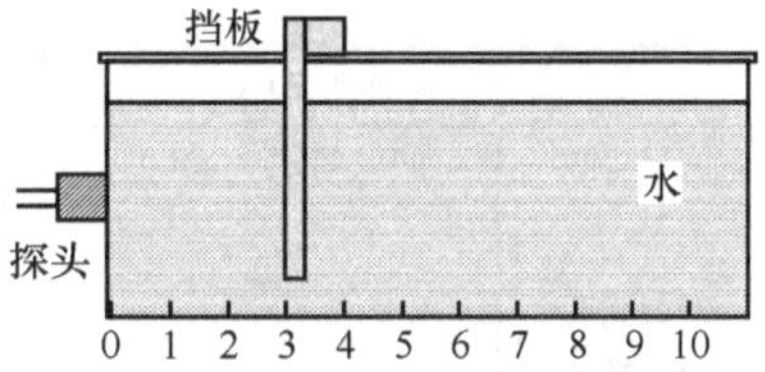

图 25-2　测量装置图

（3）总结所观察到的实验现象。

3. 声影伪像的观测

（1）将步骤 2 中有空气薄层的有机玻璃片 2 置于距离探头 7.0cm 处并与探头垂直。记录回波位置于表 25-2 中。

（2）将另外两个不含空气薄层的有机玻璃薄片 1、3 分别置于距离探头 6.0cm 和 8.0cm 处并均与探头垂直，记录回波情况于表 25-2 中。

（3）总结所观察到的实验现象。

4. 界面失落伪像的观测

（1）在底部贴有坐标纸的方形有机玻璃水槽中注入适量的蒸馏水。

（2）在水槽中距离探头 6.0cm 和 8.0cm 处分别放置有机玻璃片 1 和 2，并均与探头垂直。观察并记录回波情况于表 25-3 中。

（3）保持有机玻璃片 2 不动，缓慢转动有机玻璃片 1，直到回波 1 消失，观察并记录有机玻璃片 2 的回波情况于表 25-3 中。

（4）取走有机玻璃片 1，观察并记录有机玻璃片 2 的回波情况于表 25-3 中。

（5）总结观察到的实验现象。

5. 旁瓣伪像的观测

（1）探头涂液体石蜡后紧贴方形水槽外部中间处固定不动（完成本次观测前探头不能移动）。

（2）在离探头距离为 7.0cm 处的水槽内放置有空气薄层的机玻璃片，并与探头垂直。向左平移有机玻璃片，直到反射回波消失为止。

（3）以有机玻璃片的右边缘为中心，旋转有机玻璃片至重新观察到回波为止。

（4）沿有机玻璃片的法线方向将其外移约 1cm，观察回波的变化情况。

（5）总结观察到的实验现象。

6. 多途径反射伪像的观测

（1）将有机玻璃片 1 置于方形水槽中与探头相距 4.0cm 处，并与探头垂直。观察并记录回波 1 位置于表 25-4 中。

（2）转动有机玻璃片 1 至回波消失为止。

（3）在有机玻璃片 1 反射回波的方向上放置中间带有空气薄层的有机玻璃片 2，调整界面 2 方向，直到重新在屏幕上观察到反射回波 2 为止。记录此时反射回波 2 的位置于表 25-4 中。

（4）保持界面 2 位置不变，取走有机玻璃片 1，观察回波变化情况。

（5）总结观察到的实验现象，记录于表 25-4 中。

7. 声速失真伪像的观测

（1）在两个等大的方形容器内分别装入无水乙醇和甘油，然后置入盛有水的方形有机玻璃盒内，水面低于容器高度，容器壁面与探头垂直。

（2）分别记录每个容器壁壁面间的回波距离于表 25-5 中，并与用游标卡尺测得的大小作比较，说明误差产生的原因。

【实验数据记录表格】

表 25-1　多重反射伪像

有机玻璃片距探头 2.0 cm		有机玻璃片距探头 3.0cm		有机玻璃片距探头 4.0cm	
回波个数	回波间距（cm）	回波个数	回波间距（cm）	回波个数	回波间距（cm）
回波间距分布特点					

表 25-2　声影的观测

有机玻璃片		1（6.0cm）	2（7.0cm）	3（8.0cm）
回波位置（cm）	步骤（1）	/		/
	步骤（2）			
	步骤（3）		/	
形成声影的条件				

表 25-3　界面失落现象的观测

步骤	（2）	（3）	（4）
回波 1（cm）		消失	无界面
回波 2（cm）			
总结			

表 25-4　多途径反射伪像的观测

回波 1 位置（cm）	回波 2 位置（cm）	回波变化情况
总结		

表 25-5　声速失真伪像的观测

乙醇回波间距（cm）	甘油回波间距（cm）	卡尺测得值（cm）
总结		

【注意事项】

盛装无水乙醇和甘油的方形容器内不能混入蒸馏水。

【思考题】

旁瓣伪像观测过程中为什么保持探头不动？

（王亚平）

实验二十六　B 型超声波诊断仪成像原理及使用

【实验目的】

（1）了解 B 型超声波诊断仪成像的基本原理。

（2）掌握 B 型超声波诊断仪的基本使用方法。

（3）观测自制标本和正常肝、肾切面声像图。

【实验原理】

1. B 超成像原理　B 型超声波诊断仪所成的像为二维辉度调制。如图 26-1 所示，发射电路受到同步信号电路产生的同步信号触发时，产生高压电脉冲激励换能器发射超声波，超声波在人体软组织中以纵波形式传播时，遇到声阻抗不同的大界面形成反射波与折射波，超声探头接收来自不同深度界面的反射回波信息，通过接收电路和信号处理系统将转换成电信号的回波信息加在显示器的 Z 轴上，最终以灰度调制的方式将回波信息呈现在深度扫描线的相应位置上。深度扫描线是受同步电路产生的同步信号触发，提供表示声束传播距离的垂直扫描线。为得到二维灰度调制的断层图像，在同步信号触发下，在 X 轴偏转板加水平帧扫描电压，以保证每条扫描线和声线的实际位置严格对应，再现真实的断层图像。

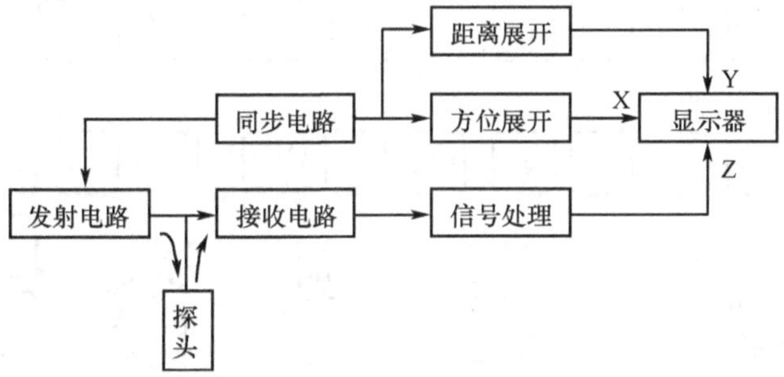

图 26-1　B 型超声诊断仪成像原理方框简图

2. 人体超声图像基本断面和图像方位

（1）常用的超声断面。以超声成像方法显示人体组织和器官断面结构的图像称为超声断面。常用的断面有以下几种：纵断面（矢状断面）表示扫查平面由前向后，并与人体长轴平行；横断面表示扫查平面与人体长轴垂直；斜断面表示扫查平面与人体长轴成一定角度；冠状断面表示扫查平面与人体额状面平行。

（2）图像方位。在图像方向与探头扫描方像一致的情况下，超声图像的方位标准见表 26-1。

表 26-1 超声断面方位识别描述

代表方位	横断面	纵断面	冠状断面	
			左侧断面	右侧断面
图像左侧	人体右侧	人体头侧	人体头侧	人体头侧
图像右侧	人体左侧	人体足侧	人体足侧	人体足侧
图像上方	临近探头人体浅部	临近探头人体浅部	人体左侧	人体右侧
图像下方	远离探头人体深部	远离探头人体深部	人体右侧	人体左侧

【实验器材】

CTS-285B 便携式超声显像诊断仪、耦合剂、清洁纸、自制标本。

【实验步骤】

1. 熟悉诊断仪的主要性能指标和面板结构 实验前仔细阅读诊断仪使用说明书，了解诊断仪的使用条件、安全性能、仪器组成，熟悉诊断仪的主要性能指标和面板结构（包括前面板、操作面板、后面板），并对照图 26-2 学习操作面板上各键或旋钮的使用方法。

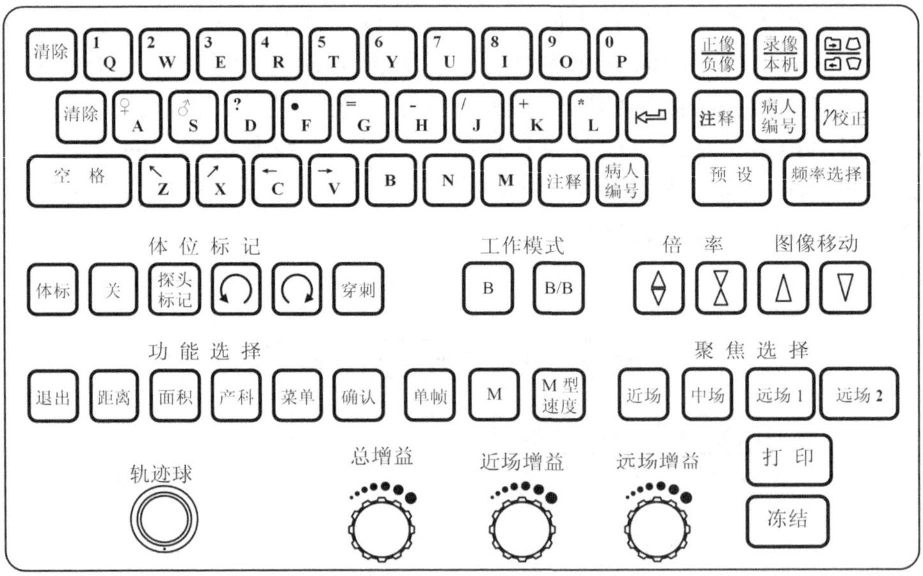

图 26-2 操作面板示意图

2. 开机

（1）开电源：打开前面板上的电源开关，指示灯亮，10 秒后显示器进入正常工作状态，此时仪器处于解冻状态，自动开始超声扫描。预热 10 分钟。

（2）设置开机：按照表 26-2 要求设置开机各项功能键初始状态。

表 26-2　开机各项功能键初始状态设置

项目	功能键	初始状态
冻结	“冻结”	图像解冻状态
检查模式	“B”	B 模式
聚焦	“中场”“远场 1”	M，F_1
增强	“边缘增强”	ENH：0
帧相关	“相关”	SCC：2
γ 校正	“γ 校正”	GSC：0
体位标志显示	“体标”	不显示
探头方向	“图像方向转换”	→
显示方向	“换挡”、“图像方向转换”	正向扇形画面
倍率	“倍率”	倍率：1.0
起始深度	“图像移动”	从体表开始

开机时将总增益、近场增益及远场增益控制旋钮置于适当位置（建议：人体检查时总增益–68，近场增益–18，远场增益–2.8；水中检测时增益要适当降低）。

3. 各项功能键的检查

（1）字符显示的检查。请按照表 26-3 所示要求进行字符显示的检查。

表 26-3　字符显示的检查

步骤	操作	检查项目及屏幕显示
1	按“病人编号”键	病人姓名、年龄等
2	按“注释”键	屏幕上应能输入各种注释
3	按“体标”键	屏幕出现各种体位标志
4	移动轨迹球选择一种体标，按“确认”键	屏幕上出现相应体位标志
5	按“探头标记”键，再按标记旋转键	探头标记作相应旋转

（2）频率选择的检查。连续按下“频率选择”键，观察屏幕右下方所显示的频率变化并记录于实验数据记录表 26-5 中。确定你所需要的工作频率。

（3）探头扫查方向与成像关系的检查。将装满水的塑料瓶置入盛有水的玻璃容器中，水面覆以保鲜膜，涂适量耦合剂。“图像方向转换”键分别在“→”状态和“←”状态下，按照表 26-6 所示进行探头方位与成像关系的检查。将检查结果以图像的方式记入表 26-6 中。并参照表 26-1 的格式，说明超声断面图像方位与实物方位之间的关系。

（4）超声发射/接收的检查。利用（3）的实验装置，在解冻状态下，按照表 26-4 所列内容进行超声发射/接收的检查，并将表 26-4 中步骤“1”的实验结果记入实验数据记录表 26-7 中。

表 26-4　超声发射/接收的检查

步骤	操作	检查项目及屏幕显示
1	“B”状态下，调节各增益旋钮	改变增益，确定对图像的影像调节有效
2	在“B”模式下按“B/B”键	实时图像在左半屏，右半屏无图像显示
3	再次按下“B/B”键	左半屏图像被冻结，右半屏为实时图像
4	再次按下“B/B”键	右半屏图像被冻结，左半屏为实时图像

续表

步骤	操作	检查项目及屏幕显示
5	按“倍率”键	图像放大倍率改变的范围
6	放大情况下，按“图像移动”键	显示深度的起始点发生改变
7	按“冻结”键观察，再按“冻结”键	图像被冻结；冻结解除
8	分别或组合按下各聚焦选择键	观察图像显示清晰的部位
9	按“图像翻转”键	图像能否实现左右（上下）翻转
10	按“增强选择”键	图像的边缘增强度变化规律
11	按“相关”键	图像的平滑度变化方式
12	按“正像、负像”键	图像黑白极性是否转换

4. 观察并测量自制标本的线度

（1）用游标卡尺测量塑料瓶的最大外径和高度，将测得结果记入表 26-8 中。

（2）塑料瓶内置适当大小光滑石块并装满蒸馏水，往玻璃缸中倒入近 9/10 的蒸馏水，用有机玻璃盒托起塑料瓶，使瓶位于缸中部偏下处。用保鲜膜覆盖水面并涂适量耦合剂。

（3）在单 B 模式下适当调整探头的探查角度和方位，作标本（塑料瓶）的横切面成像。若图像不清晰，可以通过增益控制旋钮和聚焦旋钮进行调整，也可通过倍率键放大及图像移动键将感兴趣区移到合适位置上。

（4）获得了所需的清晰图像后，按下“B / B”键，使 B 模式图像显像在屏幕的左半部，并有实时工作标志“▨”出现在该图像下方，再次按“B / B”键，左半图像被冻结，右半部屏幕显示出带“▨”符号的实时 B 模式图像。

（5）在右半屏幕上探测标本的纵切面，得到所需要的图像后，按“冻结”键，左右两幅图像均被冻结，同时在屏幕的右下角将出现一个冻结标志“F”。

（6）在冻结状态下测量左图标本横切面的直径。按“距离”键，图像区出现“+”光标，在右侧字符区显示“D:　　mm”。滚动轨迹球，将“+”光标置于需要测量部位的起始点上，按“确认”键，“+”光标固定于起始点；滚动轨迹球（此时，右侧字符区显示数值随之变化），将“+”光标置于需要测量部位的终点上，再次按“确认”键，测量线段被固定，并显示所测距离数值。将测得结果记入实验数据记录表 26-8 中。

（7）在冻结状态下测量右图标本纵切面的直径和高度。滚动轨迹球，将新出现的“+”光标移动到右侧图上，无需再按“距离”键，重复“6”的步骤（右侧字符区的测量值将被新数值所替代），测定标本纵切面的直径和高度。将测得结果记入实验数据记录表 26-8 中。

（8）测量结束后，按“清除”键，清除屏幕上的测量数据。如果暂时停止检测，可按“冻结”键。

（9）仔细观察水瓶中模拟结石的石块声像图的特点，并在横切和纵切两种模式下测量结石的大小，将测量结果记入实验数据记录表 26-8 中。

5. 观测人体正常肝脏的声像图

（1）受检者仰卧位，平静呼吸，充分暴露乳头到脐之间的腹部，两手放于头的两侧，使肋间隙增宽，便于扫查。待查部位涂适量耦合剂。

（2）选用凸阵探头，探头频率选用3.5MHz，体型较瘦者可选用5.0MHz。调节仪器增益旋钮使膈肌显示清楚，使肝脏浅表部位和深部回声均匀一致，内部呈现中低强度，均匀弥漫的点状回声；使肝静脉、下腔静脉的管腔和胆囊内基本无回声。

（3）右肋缘下扫查。探头置于右肋缘下，声束指向右肩部，缓慢摆动探头，可显示肝右叶、第二肝门及右隔顶处，如图 26-3 所示。打印所得声像图。此法扫查时受检者深吸气后屏气，可使图像更加清晰。

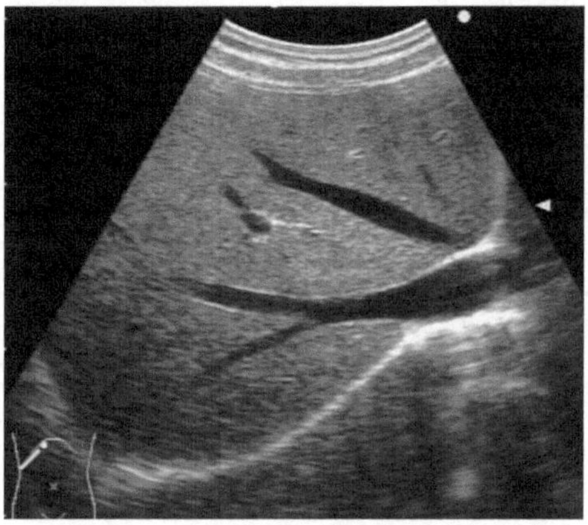

图 26-3　右肋缘下扫查肝脏声像图

（4）肝右叶纵断扫查　探头在右腋后线至腹正中线间作一系列平行纵断，可获得一系列肝纵断面。可显示肝右叶与膈、下腔静脉、胰腺、胆囊、右肾等器官的关系。打印所得声像图并与上一个图像作对比。

6. 观察肾脏声像图　在教师指导下，观察人体正常肾脏的声像图。

【实验数据记录表格】

表 26-5　频率选择

频率选择挡次（MHz）				工作频率（MHz）	

表 26-6　探头扫查方向与成像关系

物体方位	断面选取与成像	探头方位	
		→	←
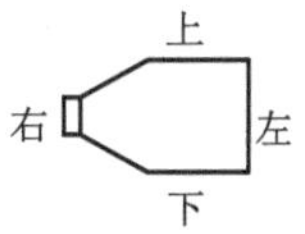	横断面成像		
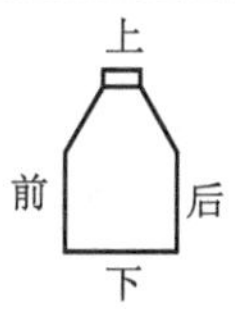	纵断面成像		

表 26-7　增益调整

增益控制旋钮	近场增益控制旋钮		远场增益控制旋钮		总增益控制旋钮	
现象	顺时针旋转		顺时针旋转		顺时针旋转	
	逆时针旋转		逆时针旋转		逆时针旋转	

表 26-8　测量瓶子和石块尺寸

测量对象		卡尺测量	超声测量		切面简图	
			横切面	纵切面	横切面	纵切面
瓶子	高度（mm）					
	直径（mm）		/			
石块	长度（mm）		/			
	宽度（mm）			/		
分析误差产生的原因						

【实验数据处理】

按照实验步骤中的要求进行实验结果分析和数据处理。

【注意事项】

（1）实验过程中严禁磕碰、水浸、随意插拔探头，用后清洁探头。

（2）不做检查时，将主机置于冻结状态。

（3）实验结束后，先关主机电源，再切断外接电源，罩上防尘罩。

【思考题】

1. 实验过程中，装满水的塑料瓶内混有空气会产生什么结果？
2. 如果想进行胆囊和膀胱声像图探查的同学应注意什么问题？
3. 能否用 B 型超声波诊断仪做肺和胃肠疾病的检查？

（王亚平）

实验二十七　B 超伪像声像图观察

【实验目的】

（1）学习根据实验要求进行人工建模的方法。

（2）增强对 B 型超声伪像形成机制的理解。

（3）观察人体腹部 B 超检查常见伪像。

【实验原理】

1 成像的理论基础　超声诊断成像的基本理论是建立在三个物理假定基础之上的：声束在介质中沿直线传播；在各种介质中声速均匀一致；在各种介质中介质的吸收系数均匀一致。这三个假定导致了成像理论带来的成像偏差。

2. 诊断仪的设计原理　在三个假定基础上设计的诊断仪具有以下基本特点：机内设置默认的超声波在媒质中的传播速度，所成断层像中都依据此速度计算所有不同介质界面间距离；每一组压电晶片发射一束扫描声线，同时认定该组晶片接收到的回波信息都是来自于自身发射声束的反射回波；按照接收回波的先后顺序和强度实时灰度调制成像，不能完美再现界面真实位置和性质。

3. 常见 B 超伪像　通过以上分析可知，在 B 型超声图像的形成过程中，受成像原理、技术、方法及介质特性等主、客观因素的影响，会出现声像图与实际组织情况不同的伪像。常见 B 超伪像有以下几种：

（1）混响伪像。超声垂直入射到平整大界面上时，超声波在探头和界面间来回多次反射，形成等距离多界面混响伪像，如图 27-1A 所示。适当侧动探头和加压，可观察到反射回波的变化，从而识别混响伪像。

（2）多次内部混响伪像。超声束在器官组织的异物内来回反射，产生特征性彗尾征声像图，利用子宫内彗尾征可以识别金属节育环的存在，如图 27-1B 所示。

（3）旁瓣伪像。由主声束以外的旁瓣接收来自不同方向的反射回波所成的像。在大的胆固醇结石两侧会形成弧状线条旁瓣伪像或“狗耳”伪像，如图 27-1C 所示结石两侧的弱回声区。膀胱后壁因子宫前突会形成“披纱”状伪像。

（4）声影伪像。扫描声束遇到强反射（含气）或强衰减（结石等）的媒质时，会形成扫描声线不能到达的区域，在其后方出现条带状无回声区而形成声影，如图 27-1C 结石下方的阴影区。

（5）折射声影伪像。又称侧边回声失落伪像，如声束通过球形结构两侧时，由于入射角超过临界角形成全反射，而使其后方形成折射声影伪像，如图 27-1D 所示，肝脏囊肿两侧出现细狭纵向条状无回声的声影。

（6）声速失真伪像。由于超声在所测物体中传播速度与诊断仪所设标准速度（通常取 1540m / s ）相比差异过大而引起所成像偏大或偏小的伪像。

（7）后方回声增强伪像。超声扫描成像过程中，如果声束先通过声衰减甚小的病灶或器官，使其后方回声强于同深度的周围组织，形成后方回声增强伪像，如图 24-1C 膀胱后方、图 27-1D 肝囊肿后方均有后方回声增强伪像形成。

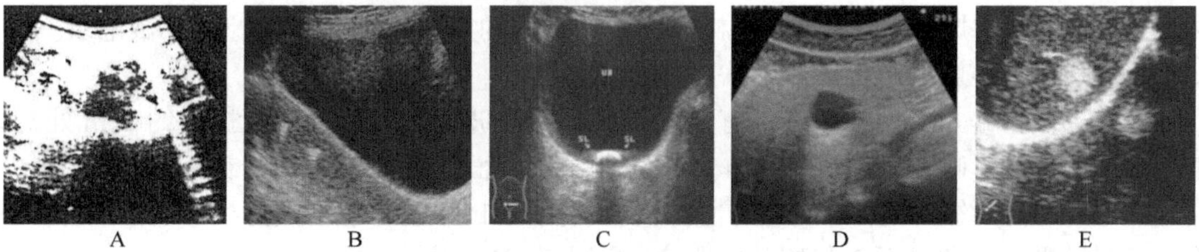

图 27-1　超声伪像

A. 混响伪像；B. 多次内部混响伪像；C. “狗耳”、声影、后方回声增强伪像
D. 折射声影、后方同声增强伪像；E. 镜面伪像

（8）镜面伪像。表面光滑的强反射大界面因超声波反射而产生镜面像（虚像）的伪差。如在横膈膜的上方即肺的部位可描出类似在肝内病灶的回声图像，也称“膈肌效应伪像”，如图 27-1E 所示。

【实验器材】

CTS-285B 便携式超声显像诊断仪、打印机、耦合剂、清洁纸、带刻度尺的有机玻璃水槽一个、适当大小玻璃缸一个、有空气夹层的有机玻璃挡板一块、普通有机玻璃挡板两块、游标卡尺一把、保鲜膜等。

【实验步骤】

1. 预备 打开前面板上的电源开关，指示灯亮。10 秒后显示器进入正常工作状态，此时仪器处于解冻状态，自动开始超声扫描。预热 10 分钟后可进行实验操作。

2. 开机 各项功能键初始状态按照实验二十六中表 26-2 设置。

3. 人工造模下 B 超伪像的声像图观察

（1）混响及多次内部混响伪像的声像图观察

1）向侧面附有标尺、长度为12cm 的水槽注入约 2/3 容积的蒸馏水，将带有空气夹层的有机玻璃挡板置于距探头约 5cm 处并与探头垂直，探头蘸取少许耦合剂后与水槽一端壁面密接（如果为凸阵探头，可在探头和壁面之间加一水囊），如图 27-2 所示，适当调整聚焦、增益旋钮至观察到清晰像。

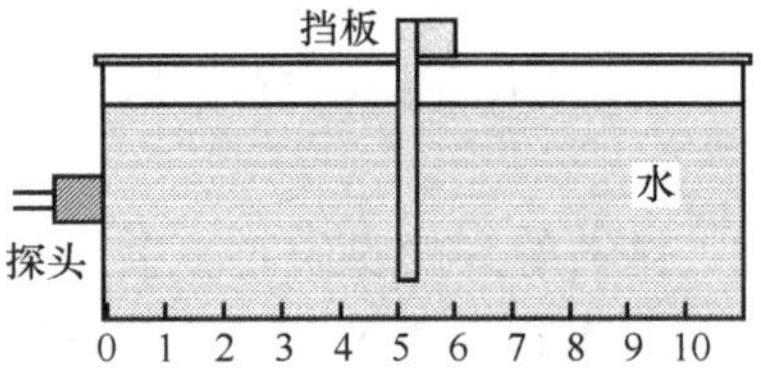

图 27-2 实验装置图

2）冻结图像，打印所观察到的混响及多次内部混响伪像。

3）改变挡板距探头的位置，观察声像图的变化规律。

4）将挡板换成不含空气夹层的有机玻璃板，重复“混响及多次内部混响伪像的声像图观察”步骤 1）～3），观察声像图的变化并与含空气夹层的有机玻璃挡板声像图作对比。

（2）旁瓣伪像的声像图观察

1）大玻璃缸内加约 2/3 容积的蒸馏水，将（1）中的有机玻璃盒倒置放入水中，盒上放置一块较大的、表面光滑的鹅卵石模拟纯胆固醇结石，结石距水面约 8cm 。

2）用保鲜膜覆盖水面并涂适量耦合剂于保鲜膜上，解冻图像，对鹅卵石进行扫查，至找到鹅卵石形成的弧状线条旁瓣伪像止。

3）冻结图像，打印所观察到的弧状线条旁瓣伪像。

4）根据“披纱”状伪像形成的机理，设计合适的界面，观察其声像图并做记录。

（3）强反射声影的声像图观察

1）在步骤（1）的条件下，将带有空气薄层的有机玻璃挡板 2 置于距探头约 8cm 处（以避免混响伪像的影响），解冻图像，观察并测量该界面与探头的距离，记入表 27-1 中。

2）在距探头约 6cm 处再放置一薄有机玻璃挡板 1 并适当平移该薄板，观察声像图的改变。测量界面 1 和界面 2 与探头的距离，记入表 27-1 中。

3）在挡板 2 后放置薄有机玻璃挡板 3，距探头约 10cm ，观察声像图的变化并测量各界面与探头之间的距离，将测量结果记入表 27-1 中。

4）保持挡板 1 和挡板 3 位置不变，取走挡板 2，观察声像图的变化并测量各界面与探头之间的距离，将测量结果记入表 27-1 中。

（4）强吸收声影的声像图观察

在步骤（2）的实验结果中可观察到鹅卵石后方强吸收声影的声像图。

（5）折射声影（侧边回声失落）伪像的声像图观测

1）将步骤（2）“旁瓣伪像的声像图观察”中的有机玻璃盒口朝上放置，将横截面为椭圆的软塑料瓶装满蒸馏水置于有机玻璃盒上。

2）解冻图像，做该瓶的横切面声像图扫查，可观察到“⊂⊃”形的侧边回声失落伪像即折射声影。

3）冻结并打印该伪像声像图。

（6）声速失真伪像的声像图观察

1）将 3 个直径大约5cm 的等大圆形软塑料瓶（可用空的胶水瓶），分别装入水、无水乙醇和甘油，放置于步骤（5）的有机玻璃盒上。

2）解冻图像，分别作三个瓶子的横切面和纵切面声像图扫擦并测量瓶子的直径，将测量结果记入表 27-2 中。

3）用游标卡尺测量瓶子的直径大小，此结果作为瓶子直径的真值，将测量结果记入表 27-2 中。

4. 人体中 B 超伪像的声像图观察

（1）后方回声增强伪像的声像图观察

1）受检者空腹状态下，于右肋缘下斜向上探查胆囊声像图，观察后方回声增强效应。

2）图像冻结并打印。

（2）镜面伪像的声像图观察

该伪像可在教师指导下，对患有肝囊肿的病人实施探查成像。

【实验数据记录表格】

表 27-1　强反射声影的声像图观测

步骤	挡板 1（cm）	挡板 2（cm）	挡板 3（cm）
1）	/		/
2）			/
3）			
4）		/	

表 27-2　声速失真伪像的声像图观测

瓶子直径 (cm)	水	乙醇	甘油
图像测量			
卡尺测量			

【实验数据处理】

（1）总结混响伪像及多次内部混响伪像声像图的特点，说明该伪像的识别方法。

（2）总结旁瓣伪像的形成机制和声像图特点。

（3）总结声影伪像的形成机制和声像图特点。

（4）机内设定超声波在人体内传播的标准声速为 540m/s，请查阅超声波在无水乙醇和甘油中的传播速度，比较测量值与真值，说明声速失真伪像的形成原因。

（5）总结后方回声增强伪像的形成机制和声像图特点。

【注意事项】

同实验二十六。

【思考题】

1. 透镜效应伪像的形成机制是什么？你可否在人体中观察到透镜效应伪像？
2. 你学到的超声伪像还有哪些？可否通过人工造模来观察？

（王亚平）

实验二十八 （脉冲）核磁共振法测量弛豫时间

【实验目的】

（1）掌握脉冲核磁共振的基本概念和方法。

（2）通过观测核磁共振对射频脉冲的响应对能级跃迁过程（弛豫）了解。

（3）学会用基本脉冲序列测量液体样品的弛豫时间 T_1 、T_2 。

【实验原理】

1. 用自旋回波法测量横向弛豫时间 T_2

横向弛豫时间是指核磁共振发射的自由衰减信号的衰减速度。但是因为磁场不均匀的影响，使得不同空间位置的样品处于发射同的射频场中。许多起始相位相同而频率不同的正弦信号，叠加后经历一定的时间会因为相位完全不同而导致信号过早消失，称之为相位散失。如果加入180° 脉冲使得所有样品发射的信号的相位产生180° 反转，再经历相同时间，相位又会重新相同，称为相位重合，这时信号强度是真实的发射强度，重新恢复的信号称为自旋回波。通过测量自旋回波强度随时间变化的关系可以得到横向弛豫时间 T_2，如图 28-1 所示。

自旋回波幅值 U 满足

$$U = U_0 e^{\frac{-2t}{T_2}} \qquad (28\text{-}1)$$

式（28-1）中，U_0 为时间 $t = 0$ 时的幅值。

2. 反转恢复法测量纵向弛豫时间 T_2

纵向弛豫时间指上能级不经过辐射跃迁至下能级的时间。反转恢复法测量 T_1 是利用核磁矩完全平行时静磁场无任何射频辐射信号来测量弛豫时间。反转恢复法通过 180°～90° 脉冲序列完成。180°脉冲后核磁矩反平行，静磁场核磁矩处于上能级，无辐射信号。再 180° 脉冲后马上加 90°脉冲成为 270°脉冲，核磁矩垂直静磁场有较强的辐射，如果跃迁至一半核磁矩垂直静磁场，加 90°脉冲后核磁矩平行静磁场，无辐射信号。如果在核磁矩完全跃迁至平行静磁场再加 90°脉冲后核磁矩垂直静磁场有较强的辐射信号。所以跃迁一半的时间具有特殊性：第一脉冲（180°脉冲）无辐射信号，第二脉冲也无辐射信号，如果改变脉冲间隔第二脉冲具有较小的辐射信号。所以调节第二脉冲至跃迁一半的时间就可测出 T_1，如图 28-2。

【实验器材】

GY－CTNMR－10 型核磁共振成像教学仪、计算机。

【实验步骤】

1. 打开仪器装入样品 教学仪在实验前应预热 4 小时以上，使磁铁温度达到或接近

35°C。并在实验前将样品放入探头中。

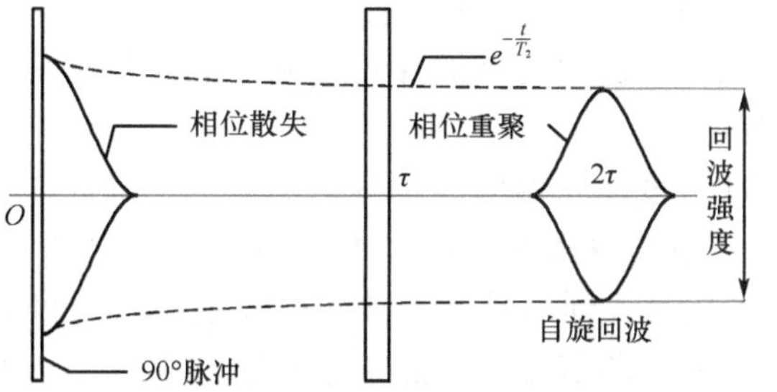

图 28-1　自旋回波法测量横向弛豫时间 T_2

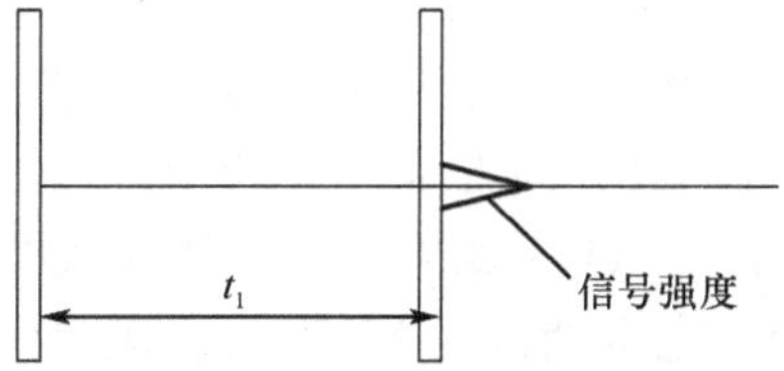

图 28-2　反转恢复法测量纵向弛豫时间 T_1

2. 搜索共振频率　运行 GY-CTNMR-10 型核磁共振成像教学仪软件程序，按下"参数设置"页面，选择所连接的串行口（通常默认的串行口为 COM1 口）；然后按下"自动采集"，出现采集的信号（黑色线表示）图及傅立叶变换的频谱图（红色线表示），同时出现闪动的"采集"字样。如果不出现采集图说明串行通讯口设置错误，需调整串行通讯口。

调节"共振频率设定"的"中调"按钮，搜索共振频率。频率调节范围大致在 18.00MHz～20.00MHz 之间，如果已经"设定保存"过，可根据温度变化情况具体设置，一般情况按（0.02 MHz/°C）进行设置。

3. 调节匀场　调节软件中的 X、Y 匀场，同时调节电源上（如图 28-3 所示）R 匀场调节电位器，至傅里叶频谱图中峰最尖锐最高信号最长，调节的最佳状态是黑色的自由衰减信号衰减的最慢最均匀，而且红色的一维傅里叶变换信号最尖锐，如图 28-4 所示。

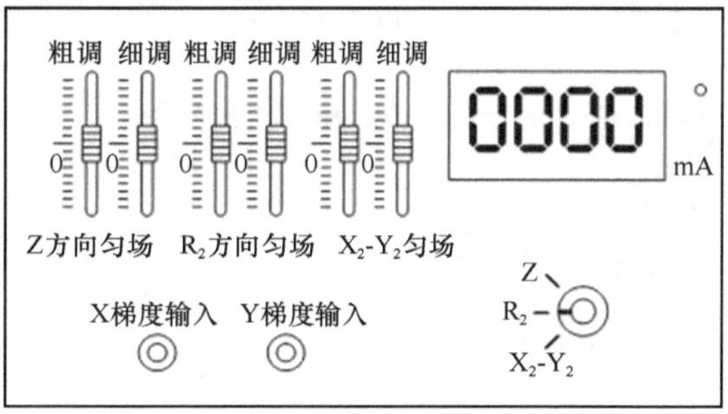

图 28-3　电源面板示意图

注意，在参数设置中，为了更容易找出最佳共振频率和匀场电流值，最好用纯净水（条件允许的话最好掺入少量硫酸铜）作样品。因为纯净水的信号较强，且 FID 信号一维傅里叶变换后只有一个波峰，比较容易判断最佳状态。

参数调到最佳状态后，在测量弛豫时间之前还要加大 Z 梯度，使一维傅里叶变换曲线变得矮平，如图 28-5 所示。

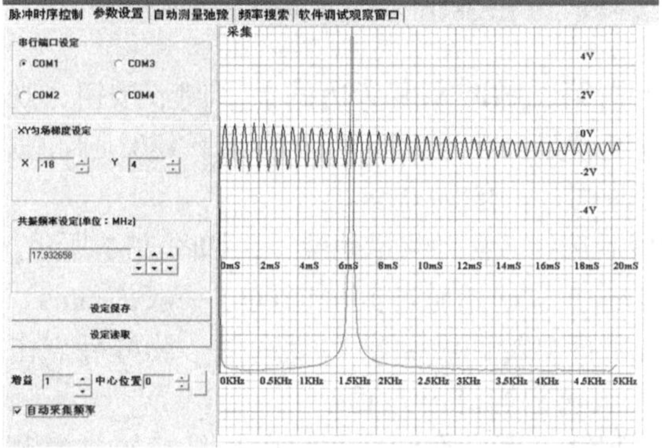

图 28-4　参数调节最佳时的图形

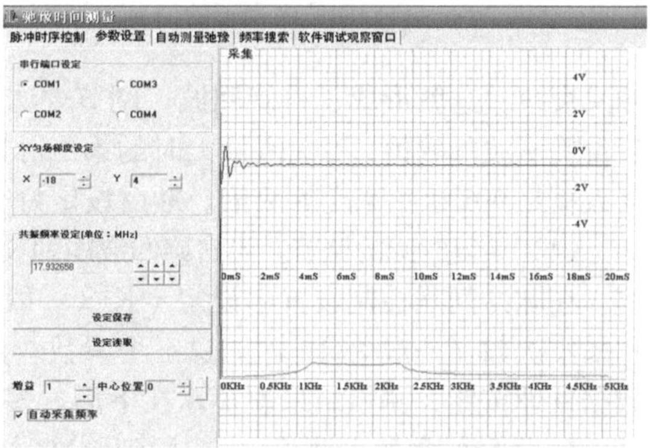

图 28-5　Z 梯度加大后的图形

4. 用自旋回波测量横向弛豫时间 T_2 点开“脉冲时序控制”，在脉冲方式中选择自旋回波测量T_2，点击采集数据复选框。出现信号曲线如图 28-6 所示。

在采集数据的同时要调节脉冲序列，使之为标准的自旋回波序列，调节的对象是第一脉冲宽度，第二脉冲宽度，脉冲间隔和重复时间。

（1）第一脉冲宽度的判断及调节。第一脉冲宽度是自旋回波中发射的第一个脉冲，即90°脉冲。其判断方法是：90°脉冲过后，H质子磁矩从旋转坐标系中的正Z轴翻转到*XY*平面，位于*XY*平面内的信号接收线圈这时候才能接收到信号，当脉冲正好是90°脉冲时，纵向磁矩完全翻转到*XY*平面，接收到的信号最大。调节方法：点击第一脉冲宽度旁边的上下调节按钮，由2～100μs调节并观察曲线上闪烁的红点处的幅值，红点所处位置是90°脉冲后采集到的第一个点，信号还没来得及衰减，幅值最大（绝对幅值）。当幅值最大时的第一脉冲宽度就是90°脉冲。

（2）调节脉冲间隔。测T_2时脉冲间隔一般设为1ms或2ms，也可设得更大，只是随着脉冲间隔的加大（在其他参数不变的情况下），后面出现的自旋回波衰减加大，信号变小。

（3）第二脉冲宽度的判断及调节。第二脉冲宽度是自旋回波中发射的第二个脉冲，即180°脉冲。判断180°脉冲的依据是：在90°脉冲过后，H质子磁矩从旋转坐标系中的Z轴旋转到*XY*平面，之后由于磁场的不均匀性和横向弛豫等原因，磁矩开始散相，接收到的信号和也越来越小，即信号逐渐衰减，形成自由衰减信号，如图 28-7 中采集的信号曲线（红线左面）。180°脉冲使*XY*平面上散相的磁矩相位重聚，重聚过程中接收到的信号又逐渐增加，直到完全重聚时信号达到最大，之后磁矩又开始散相，信

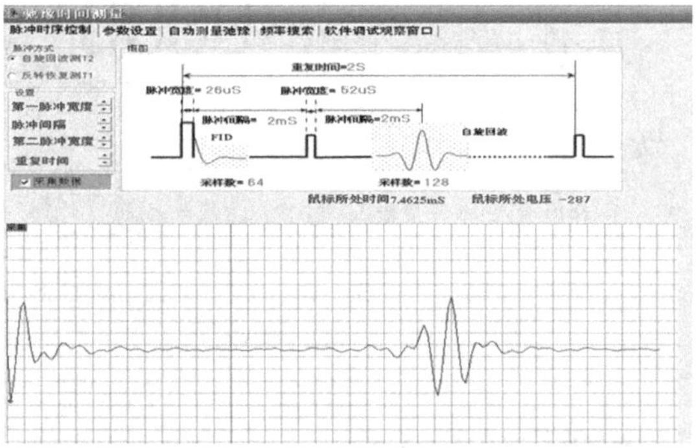

图 28-6 自旋回波序列下的信号

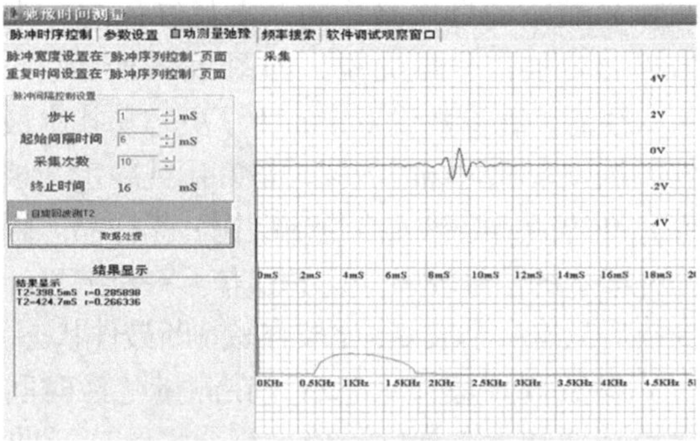

图 28-7 测量T_2的软件界面

号又衰减，这就形成了自旋回波。调节方法：点击第二脉冲宽度旁边的上下调节按钮，观察自旋回波的幅值，当幅值最大时的第二脉冲宽度就是180°脉冲。一般情况下180°脉冲宽度大概是90°脉冲宽度的两倍。最后设定好重复时间，一般为0.5s。

（4）重复时间的调节。当自旋回波序列设置好后选择“自动测量弛豫”，如图28-7所示。

在脉冲间隔控制设置中设定步长（一般为1ms），起始脉冲间隔时间（一般为6ms）和采集次数（一般为10次）这三个参数。然后选择自旋回波测量T_2复选框，测好后点击数据处理按钮，测量结果就显示在下面。多测几次求平均得出T_2值。

5. 反转恢复序列测量 T_1 回到脉冲时序控制这一页。在脉冲方式中选择反转恢复测T_1，并点击采集数据复选框，如图 28-8 所示。

首先设置反转恢复脉冲序列。与自旋回波序列相反，反转恢复序列的第一个脉冲是180° 脉冲，第二个脉冲是90° 脉冲。如果之前用自旋回波法测过 T_2，那么这两个脉冲宽度只要与自旋回波的相反即可。如果没有设置过自旋回波，那么需要重新设置。设置依据是它们的作用原理。

180° 脉冲使 H 质子磁矩从旋转坐标系中的正 Z 轴旋转到负 Z 轴，然后纵向磁矩沿着 Z 轴从最大负值处慢慢经过零点恢复到正值处，所用的恢复时间就是 T_1。位于 *XY* 平面内的信号接收线圈在180° 脉冲作用瞬间接收不到任何信号，因此信号大小为零。图 28-8 中第一个红点位置是180° 脉冲过后采集到的第一个信号，该信号为零时的第一脉冲宽度就是180° 脉冲。

如果在180° 脉冲过后立即发送90° 脉冲，那么翻转到 *XY* 平面上的信号幅值应该是负值的最大值。图 28-9 中第二个红点位置是90° 脉冲作用瞬间后采集的第一个信号。90° 脉冲的判定方法是脉冲间隔设为零，调节第二脉冲宽度上下按钮，当第二个红点位置处幅值达到最低值时即为90° 脉冲。

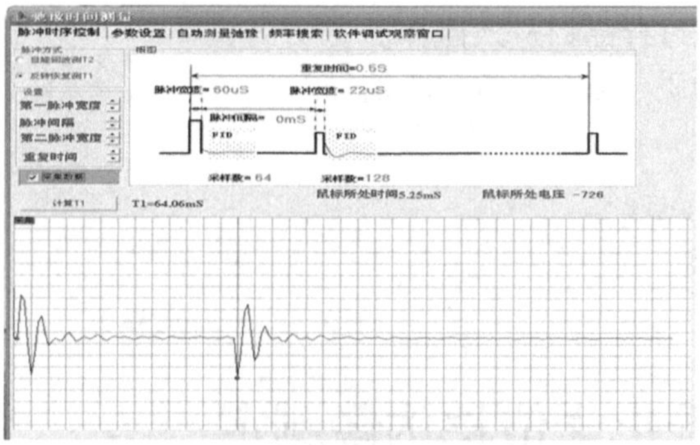

图 28-8　反转恢复脉冲序列下的信号

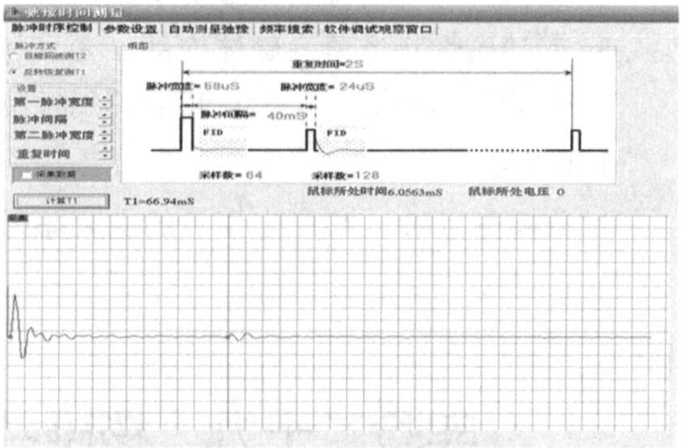

图 28-9　调节脉冲间隔

反转恢复脉冲序列设置好后，调节脉冲间隔按钮。因为90° 脉冲使 Z 轴上残余的质子磁矩翻转到 *XY* 平面，当第二个红点位置达到零时说明此时的纵向磁矩正好恢复到零点处。而纵向磁矩恢复到零点时所用时间（也就是脉冲间隔）恰好是 T_1 的 ln2 倍。这时点击“计算 T_1”按钮，在其右边会显示出 T_1 的大小，如图 28-9 所示。

【实验数据记录表格】

表 28-1　自旋回波测 T_2

样品：甘油　　实验时磁铁温度：______℃，共振频率：____MHz					
序列	1	2	3	4	5
2τ（ms）					
InU 回波					

表 28-2　反转恢复法测 T_1

样品：甘油					
序列	1	2	3	4	5
t_1（ms）					

$\overline{t_1}$ =______ ms　　$T_1 = \ln 2 \cdot \overline{t_1}$ =______ms

表 28-3　几种纯液体核磁共振弛豫时间 T_2

试　样	甘　油	机　油	纯水（除氧处理）
T_2（ms）	10～40	13～75	2.3×10^3

【实验数据处理】

1. 作 $\ln U_{回波}-2t$ 关系作线。

2. 性拟合得斜率 $-\dfrac{1}{T_2}$=______m/s；截距 $\ln U_0$=_____。

$\ln U_{回波}$=________，拟合相关系数 r=______，T_2=______，U_0=____（V）。

【注意事项】

1. 例图中的参数设置是根据不同的磁铁温度和实验材料而设定的，没有参考价值，只是为了说明怎么设置参数。在具体实验时要根据实际情况设定参数。

2. 仪器应在开机预热（夏天 2 小时，冬天 4 小时）后进行实验和测试数据。

3. 严禁磁性物质落入磁体内部，尤其是通过样品口进入磁体。

4. 实验样品不能携带磁性物质和强导电物质，以免影响实验信号。

【思考题】

试分析测量 T_1、T_2 产生误差的主要原因有哪些?

（王克难）

实验二十九　核磁共振化学位移伪像测定

【实验目的】

（1）观察及了解化学位移伪影的机理和特征；

（2）了解 SE 序列各参数的正确设置及各参数对成像质量的影响。

【实验原理】

原子核在不同的化学物质环境具有不同的共振频率，比如酒精具有多重峰结构如图 29-1。

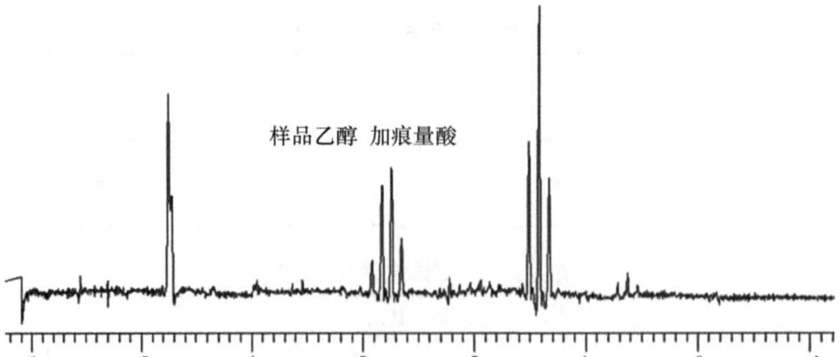

图 29-1　酒精多重峰图

核磁共振成像的频率编码是通过在梯度场下不同磁场 H 原子核的共振频率不同得到

空间信息如图 29-2B，频率编码的一维成像是以频谱信息得到的。同样，化学位移也是具有不同的共振频率，化学位移信息也是通过频谱信息得到的如图 29-2C。这就导致频率编码的空间信息和化学位移发生冲突。在人体组织中以水和脂肪（油）为主，它们具有不同的化学位移，位移值差 3.5ppm 如图 29-2A，即在 20MHz 共振频率下差有 70Hz。

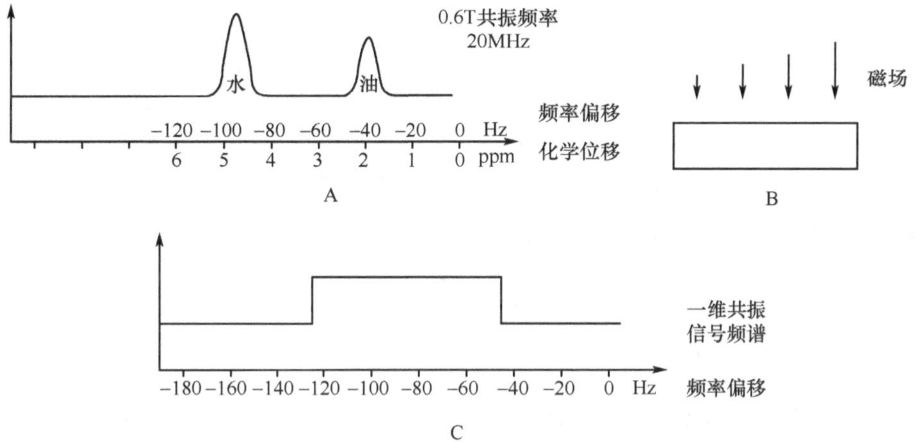

图 29-2　伪影机理

A. 化学位移；B. 磁场；C. 频率偏移

这就使得油相对水往高频处移动 70Hz，或水相对油往低频处移动 70Hz。如果水和油化学位移相向就发生重合形成亮带如图 29-3A，如果水和油化学位移相背就发生开裂形成暗带如图 29-3B，如果水和油不在频率编码方向上而在相位编码方向上，图像出现错位。如图 29-3C。

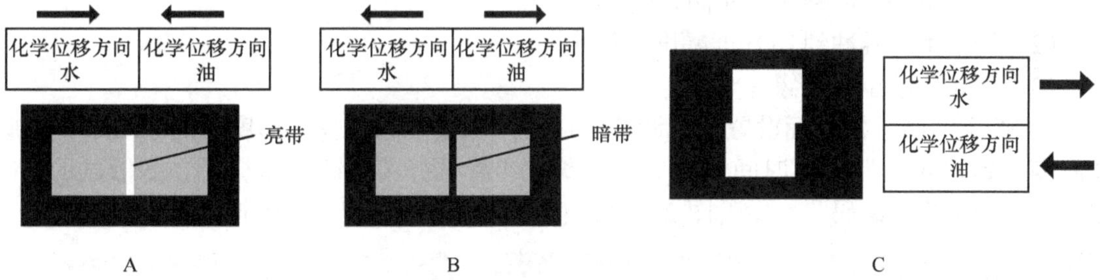

图 29-3　化学位移伪影现象

A. 亮带；B. 暗带；C. 错位

【实验器材】

GY-CTNMR-10 型脉冲核磁共振成像教学实验系统、样品（香油和水组成）。

【实验步骤】

1. 共振频率搜索

（1）将样品放入磁铁中，将电源的各项匀场及梯度场调“0”。

（2）运行软件“参数设置”，将 X、Y 梯度场调节至零。

（3）打开“自动采集”，“增益”调节到“4”，在实验中随着信号的增大，逐渐减小“增益”值，直到“1”为止。

（4）按振荡频率“中调”直到共振信号最大（共振频率通常在 18～20MHz 之间），如图 29-4 所示。

2. 磁场均匀调节 搜索性改变X、Y梯度线圈的电流和R_2匀场线圈的电流，直到FID信号衰减时间最长，且傅里叶变换后的频谱峰最高、最尖，即得到均匀的磁场，如图29-5所示。

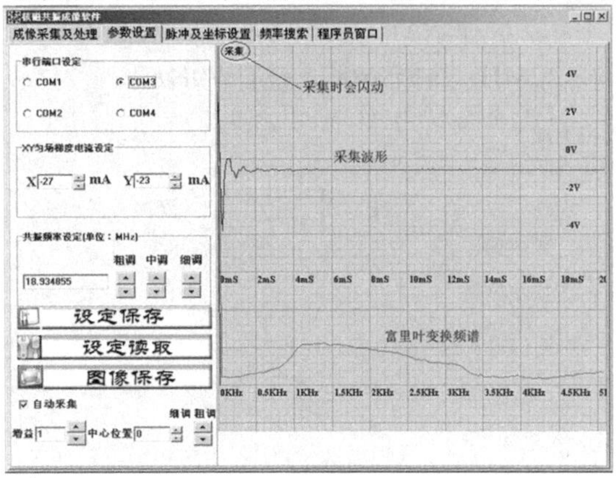

图29-4 频率设置界面

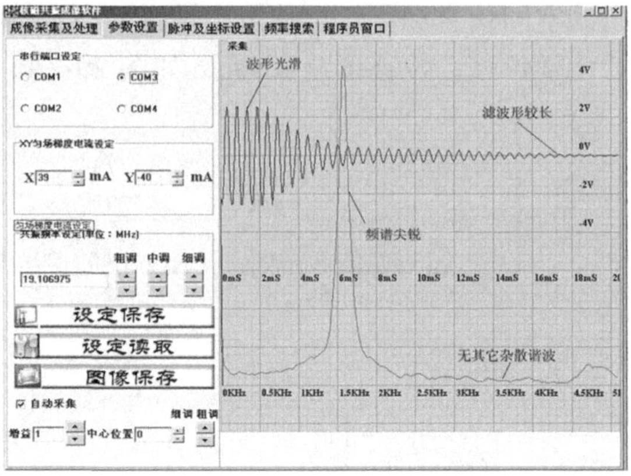

图29-5 匀场最佳时的波形

3. 设置Z梯度场 调节电源Z匀场调节，使频谱峰变宽、变低，同时出现Z轴上投影的一维成像信号，调节Z梯度和工作频率，使得信号频谱占半个屏幕，并同时在屏幕中间。

4. 二维核磁共振成像记录及处理 按下软件中“成像记录及操作”，在界面里按下“记录”，当计算机提示“采集结束”时，表示记录结束。按下“二维傅里叶变换”，即可得到成像。通过调节“行选择”可以看到每一列二次傅里叶变换的谱图。

5. 用自旋回波法观察化学位移图像

（1）调节第一脉冲到90°到幅度最大。

（2）调节第二脉冲到180°度幅度到最小。

（3）观察化学位移图像。

1）按下“脉冲及坐标设置”，调节脉冲序列调整中的“瞬间梯度时间”7ms，“脉冲间隔”到10ms，“重复时间”2s，相位编码坐标选择“磁铁Y坐标”，图像显示坐标选择“横坐标相位编码”，参看图29-6A，正方向调偏Y坐标匀场电流。

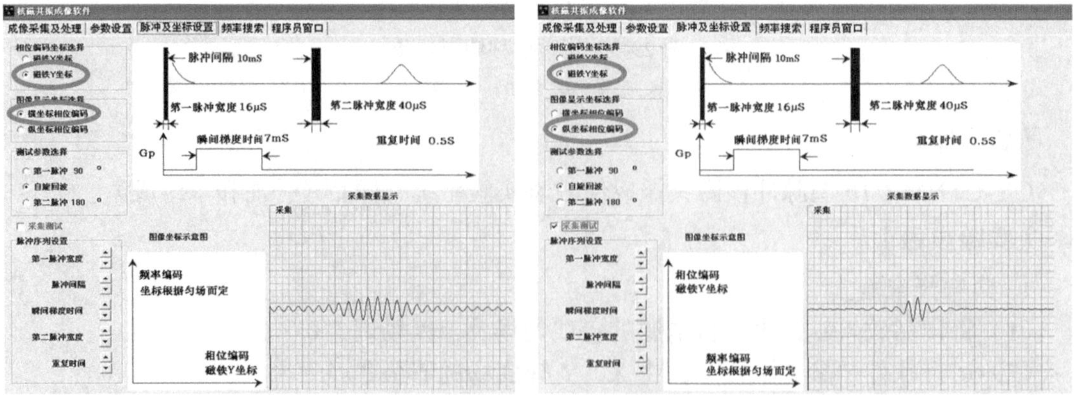

A B

图29-6 脉冲及坐标设置

A. 正方向调偏；B. 负方向调偏

回到“参数设置”页面，检查波形，如果发现图形位置发生变化，可通过频率调节，使波形达到理想位置。

打开成像采集页面，按“记录”按钮，当计算机提示“采集结束”时，表示记录结束。按下“二维傅里叶变换”，采集成像得到亮带化学位移伪影图像如图 29-7A。

保存图像到桌面，并将其插入到“Word”文档。

2）负方向调偏 Y 坐标匀场电流，其他参数及设置如 1），打开成像采集页面，按“记录”按钮，当计算机提示“采集结束”时，表示记录结束。按下“二维傅里叶变换”，采集成像得到暗带化学位移伪影图像如图 29-7B。

保存图像到桌面，并将其插入到“Word”文档。

3）相位编码坐标选择“磁铁 Y 坐标”，图像显示坐标选择“纵坐标相位编码”，参看图 29-7B，其他参数及设置如 1），即可得到错位化学位移伪影如 29-7C。

保存图像到桌面，并将其插入到“Word”文档。

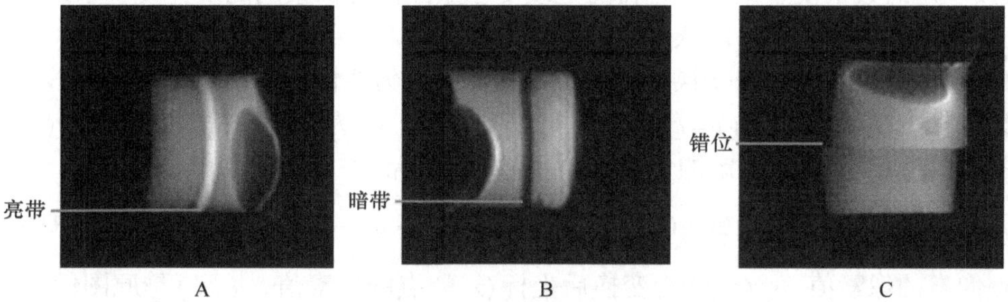

图 29-7　实验结果图像

A. 亮带；B. 暗带；C. 错位

【思考题】

1. 产生频率编码折叠伪影的原因是什么？

2. 产生相位编码的折叠伪影的原因是什么？

（张　岱）

实验三十　X-CT 计算机模拟实验

【实验目的】

（1）通过实验熟悉重建 CT 像的过程，体会像素大小对图像质量的影响。

（2）掌握数字图像变换的一般方法，理解数字图像变换的本质。

（3）通过实验加深对窗口技术的理解，体会不同的窗位、窗宽对图像的影响。

（4）通过本实验体会 CT 影像再加工处理的必要性，了解几种图像后处理技术的基本原理。

【实验原理】

1. 图像重建　CT 图像重建是运用一定的物理技术，获取生物体某断层上的生物信息，采用一定的数学方法，求得该断层上的 CT 值分布，再应用计算机技术把此二维分布矩阵转变为灰度分布。重建过程用方框图表示如图 30-1 所示。

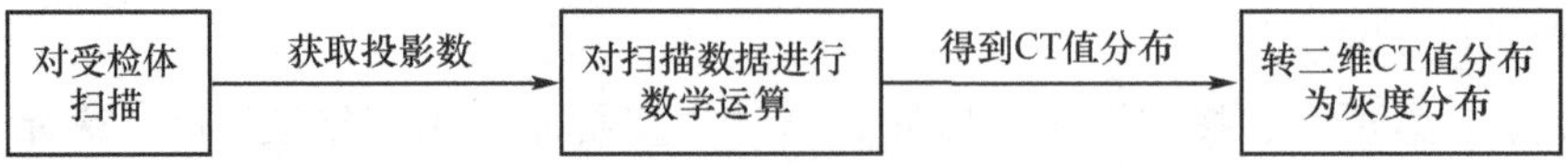

图 30-1 重建过程

扫描是为获取投影（projection）而采用的物理技术，是用近于单能窄束的 X 射线束以不同的方式、沿不同的方向、按一定的顺序对受检体体层进行投照。扫描的方式有平移扫描、旋转扫描、平移加旋转扫描等。

对生物体扫描后，获取足够的投影数据，然后采用一种数学算法，求得二维 μ 值分布 $\mu(x,y)$，再将 μ 值分布转换成对应像素的 CT 值分布 $CT(x,y)$。此后，通过电子计算机技术再把图像画面上的 CT 值分布转换为灰度图像。

2. 灰度变换 灰度变换是处理数字图像常用的一种技术。其做法是对原图像各像素的灰度值按一定的数学模型做变换，目的是改变原始图像各像素间的对比度（不改变原始图像矩阵、尺寸和像素坐标）。灰度变换分为线性变换和非线性变换两大类。

（1）线性变换（属直线变换）：满足的数学关系为线性变换函数和截断式线性函数。

1）线性变换函数 $g(x,y)=kf(x,y)+b$，其中 $f(x,y)$ 为原图像的像素值，$g(x,y)$ 为变换后图像的像素值，k 为选定的倍数（斜率），b 为常数（截距）。

2）截断式线性变换函数 $g(x,y)=\dfrac{n-m}{b-a}[f(x,y)-a]+m$，其中 $f(x,y)$ 为原图像坐标 (x,y) 点像素的像素值，$g(x,y)$ 为变换后坐标 (x,y) 点的像素值，(a,b) 是原图像 $f(x,y)$ 对应（限定）的灰度范围，(m,n) 是限定灰度变换后图像 g 的灰度范围。可见，截断式线性函数变换是把图像值对应的灰度区间 (a,b) 变换为 (m,n)。

本实验采用简单的 $y=kx+b$ 型线性变换模型。其中 x 为原图像的像素值，y 为变换后图像的像素值，k 为选定的倍数（斜率），b 为常数（截距）。

（2）非线性变换

非线性变换属曲线变换，如对数变换、指数变换和其他曲线函数变换等。本实验采用对数变换［数学模型为 $y=A\ln(kx)$，其中 A 是倍数，k 是系数］和指数变换［数学模型为 $y=Ae^{kx}$，其中 A 是倍数，k 是系数］。对数变换在低值区可实现灰度扩展或增强，高值区实现对比度压缩或减小。正指数变换，在低值区可压缩或减小对比度，高值区实现对比度扩展或增强；而负指数变换则与正指数变换的作用效果相反，且有灰度反转作用。

经上述数学模型由原图像像素值 x 求出的新图像的像素值 y 就改变了原图像的对比度（可能增大对比度，也可能减小对比度）。

3. 窗口技术 窗口技术是指放大某段范围内灰度的技术，即把生物体中与被观察组织的CT值范围相对应的灰度范围定为放大的灰度范围，把放大灰度范围的上限增强为全白，把放大灰度范围的下限压缩为全黑，这样就放大或增强了局部灰度范围内不同灰度之间黑白对比的程度。这个被放大或增强的灰度范围叫做窗口，放大的灰度范围上下限之差叫窗宽，放大的灰度范围的平均值，即所放大灰度范围的灰度中心 CT 值叫窗位。如果用 CT 值表示，则：窗宽 $=CT_{\max}-CT_{\min}$；窗位 $=(CT_{\max}+CT_{\min})/2$。要观察的病变组织不同，应选择的窗位、窗宽也不同，需根据理论，结合经验选择合适的窗位、窗宽。

【实验器材】

计算机、VB6.0 中文版、“CT 实验课件”应用程序。

【实验步骤】

1. 打开计算机

2. 打开 CT 实验课件　运行“课件”应用程序。

3.CT 图像重建

（1）在CT实验动画片头中，点击“开始”进入目录页，在目录页中点击“二. CT影像模拟重建”，首先出现CT图像重建介绍页面，仔细阅读后，点击“进入实验”按钮，出现如图 30-2 所示界面：

（2）在“输入物体名”框中输入物体名（参见帮助），点击“旋转扫描”或“平移扫描”，再点击下排的向右箭头按钮Picture框内开始扫描。图 30-2 中所示为旋转扫描正进行中。

（3）扫描结束，点击“关闭扫描”按钮，然后点击“对扫描数据进行运算”按钮，进入主窗体如图 30-3 所示。观察像素大小不同对应的图像质量的差别。

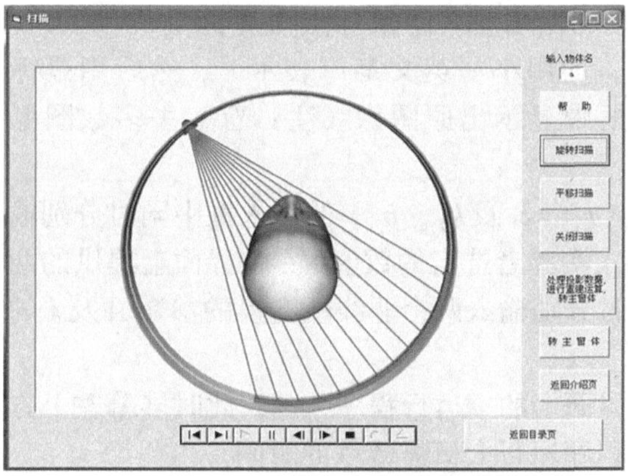

图 30-2　模拟扫描进行中

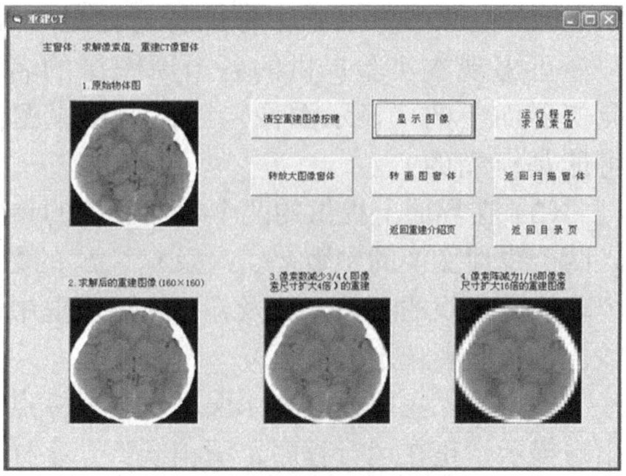

图 30-3　图像重建主窗体

（4）单击“转‘画图’窗体”按钮，进入如图 30-4 窗体：点击“像素值逐点转灰度像”按钮，将在Picture框中从左下角开始按从左向右，由下而上的顺序逐点成像。图中所示为成像过程中。

（5）点击“重建图像清空”按钮，清空Picture框，再点击“返回主窗体”按钮，返回主窗体。

（6）为了更清楚地观察图像，请点击“转放大图像窗体”观看放大图像。

请注意：此处的放大图像只是图像尺寸的放大，图像矩阵不变，即不是数字图像本质上的放大，不是通过内插像素改变图像矩阵大小。

（7）按同样方法观察其他图像成像过程，并体会图像矩阵、像素尺寸大小与图像质量之间的关系。

（8）回到“扫描”窗体，点按“返回目录页”回到目录窗体，结束本步骤实验。

4. 线性及非线性变换

（1）在CT实验动画片头中，点击“开始”进入目录页，在目录页中点击“一. 数字图像灰度变换技术”，首先出现灰度变换介绍页面，仔细阅读后，点击“进入实验”按钮，出现如图 30-5 所示界面。熟悉界面上各部分结构、名称及文字描述和某些要求等。

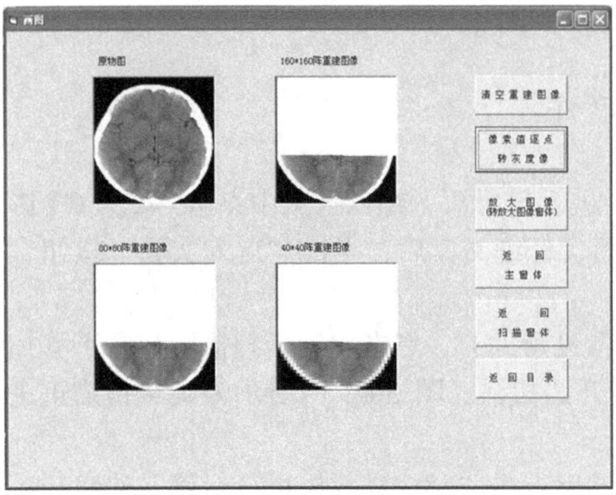

图 30-4　逐点成像

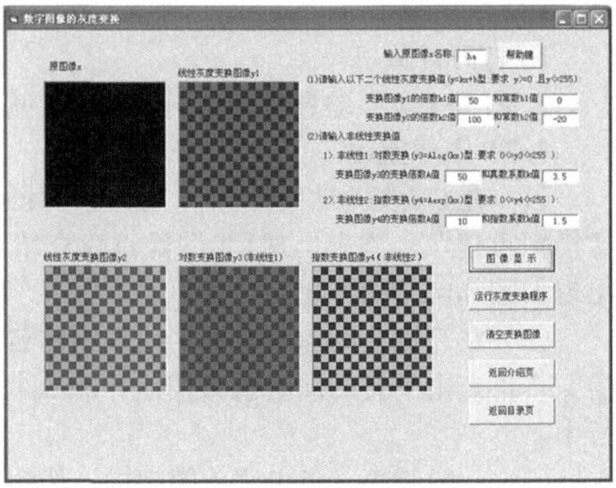

图 30-5　灰度变换界面

（2）在原图像名框中输入你选定的一个原图像名称（用鼠标点击界面上的“帮助”按钮可出现本实验提供的各个原图像的名称，均用小写英文字母表示），然后用鼠标点击界而上的“显示图像”键，则在原图像框中显示出原图像（注：看上去多数图像可能是模糊的）。

（3）在界面上提供的两个线性变换的参数（k_1、b_1 及 k_2、b_2）的输入框中同时分别输入两个线性变换的参数 k_1、b_1 及 k_2、b_2 的数值（实验者选定的数值）；在界面上提供的两个非线性变换的参数（A 及 k）的输入框中同时分别输入两个非线性变换的参数 A 及 k 的数值（实验者选定的数值）。

（4）输入完成经检查无误后，用鼠标点击界面上的“运行程序”键，此时屏幕左上方出现提示“正在运行程序，请稍候！”字样，程序运行大概需数秒的时间。

（5）待程序运行结束后，界面左上方会出现提示“程序运行结束，请显示图像”。此时在界面上用鼠标点击“显示图像”按钮，则在界面上四个变换图像的图像框中就显示出经变换后的图像。

（6）观察四个变换后的图像（两个线性变换和两个非线性变换）的变换效果如何（变换后的图像是否清晰展示了原图像的结构）。如果对哪一个变换结果不满意，则调整参数值，重复上述过程，重新运行程序重新作变换，反复进行参数的调整，反复进行变换，直到满意为止。

（7）利用截屏的方法，将所得结果粘贴到 Word 文档中，并对图片做适当的裁剪，准备打印（截屏方法：直接按键盘上的“ Print Screen ”键，截取整个屏幕到剪切板）。

（8）选用其他原图像（在原始图像名称输入框中改变原图像名称），重复步骤（2）～（6）。

（9）点按“返回目录页”回到目录窗体，结束本步骤实验。

实验中须格外注意的是：本实验采用的图像均为 256 灰阶图像，对应的灰度值为 0～255 之间的整数，这意味着由原图像像素值 x 求出的变换后图像的像素值 y 一般应为 0～255 之间的数，若 $y \leqslant 0$，则一律按 $y=0$ 计，图像中对应像素点表现为黑，若 $y \geqslant 255$，则一律按 $y=255$ 计，图像中对应像素点表现为白。所以，变换后图像中某区域为黑，表明该区域内变换后的像素值都≤0；变换后图像中某区域为白，表明该区域内变换后的像素值都≥255。若要改变上述情况，则须调整变换参数 A、k 和 a、b 的数值，重新运行程序求解。

应明确：不是任意一种变换对任意一幅图像变换的效果都好、都全面。

5. CT 窗口技术

（1）在目录页中点击“三. 窗口技术”，首先出现 CT 窗口技术介绍页面，仔细阅读后，点击“进入实验”按钮，出现如图 30-6 所示界面。

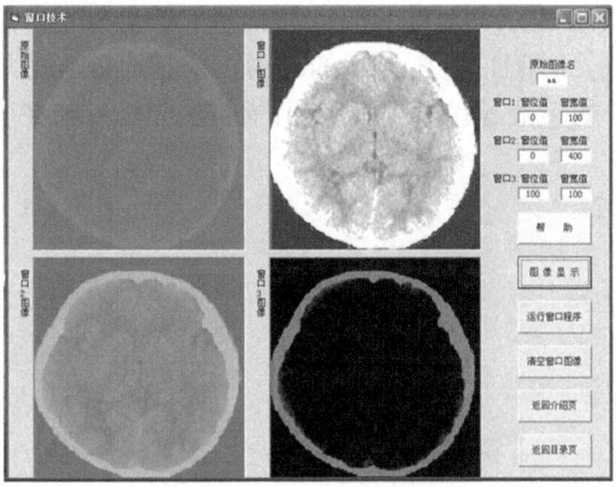

图 30-6　窗口技术窗体

（2）在“原图像名”框中输入原始数字图像名（参见帮助），窗口 1、窗口 2、窗口 3 的窗位、窗宽框中分别输入数值，点击“运行窗口程序”开始运行。状态栏内提示：“正在运行程序请稍等！”，运算完毕，提示消失。

（3）点击“图像显示”按钮，在窗口 1、窗口 2、窗口 3 框中将显示运行结果如图 30-6 所示。

（4）重复步骤（2）、（3），输入不同的原始图像名，选择不同的窗位、窗宽，运行窗口程序，观察运行结果，为每个原图找出你认为最理想的窗位、窗宽填入表 30-1 中。

（5）点“返回目录页”按钮，退到目录窗口，再按“结束”按钮结束实验。

表 30-1　窗宽、窗位的选择

原物名	*aa*	*bb*	*cc*	*dd*	*ee*	*ff*	*gg*
窗位							
窗宽							

【思考题】

1. 扫描的目的是什么，扫描方式有哪几种？
2. 图像矩阵大小对 CT 像有何影响？
3. 数字图像灰度变换的本质是什么？怎样进行灰度变换？
4. 如何理解窗位？窗位高、低对图像灰度有何影响？
5. 如何理解窗位、窗宽？窗宽宽、窄对 CT 像有何影响？

（张瑞兰）

实验三十一　医用 A 类超声定位诊断实验

【实验目的】

（1）了解 A 型超声波诊断实验仪的成像原理。

（2）测量水中声速。

（3）测量固体中声速。

（4）超声定位诊断实验。

【实验原理】

医用 A 类超声波是按时间顺序将信号转变为显示器上位置的不同来分析人体组织的位置、形态等。这项技术可用于人体腹腔内器官位置及厚度的测量与颅脑的占位性病变的分析诊断。如图 31-1 所示，超声波从探头发出，先后经过腹外壁，腹内壁，脏器外壁，脏器内壁，t 为探头所探测到的回波信号在示波器时间轴上所显示的时间，即超声波到达界面后又返回探头的时间。若已知声波在腹壁中的传播速度 u_1、腹腔内的传播速度 u_2 与在脏器壁的传播速度 u_3，则可求得腹壁的厚度为：

$$d_1 = u_1(t_2 - t_1)/2 \tag{31-1}$$

脏器距腹内壁的距离为：

$$d_2 = u_2(t_3 - t_2)/2 \tag{31-2}$$

脏器的厚度为：

$$d_3 = u_3(t_4 - t_3)/2 \tag{31-3}$$

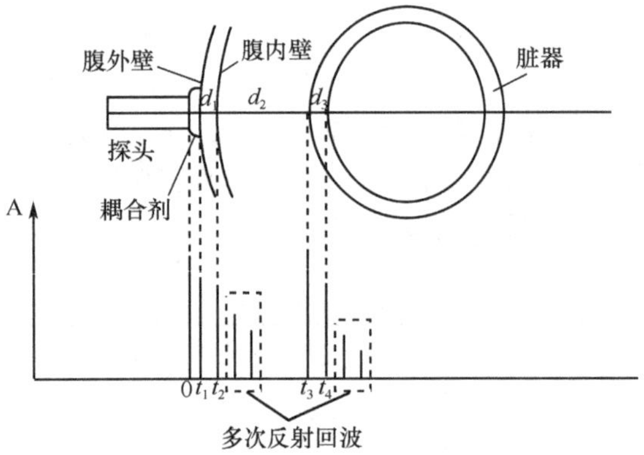

图 31-1 A 类超声诊断原理图

【实验器材】

该实验主要由 FD-UDE-B 型 A 类超声诊断与超声特性综合实验仪主机、数字示波器、有机玻璃水箱、样品架两个、铝合金，有机玻璃样品按高度不同各两个。

【实验步骤】

1. 准备工作 在有机玻璃水箱侧面装上超声波探头后注入清水，至超过探头位置 1cm 左右即可。由于水是良好的耦合剂，下列实验均在水中进行。探头另一端与仪器“超声探头”相接。“信号输出”通过 Q9 线与示波器的 CH1 或 CH2 相连。示波器调至交流信号档，使用上升沿触发方式，并找到一适当的触发电平使波形稳定。

2. 模拟人体脏器进行超声定位诊断 使样品 1（有机玻璃）与探头相隔一小段距离，作为腹壁，样品 2 与样品 1 相隔一定距离，作为内脏，这样便形成了与图 1 相似的探测环境，从而模拟超声定位诊断测量环境。测量中要注意鉴别超声波在样品间或样品内部多次反射形成的回波（图 31-2）。

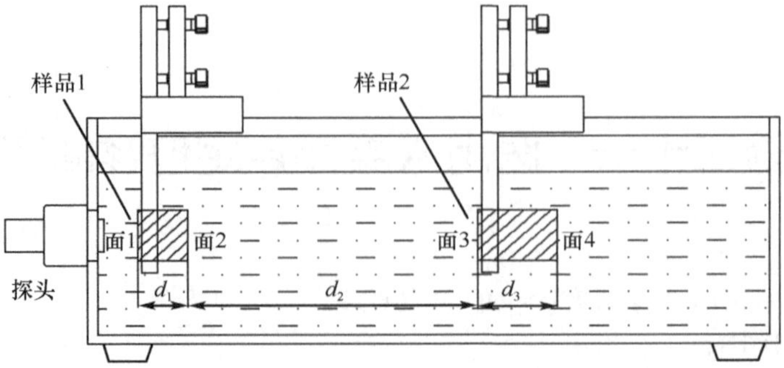

图 31-2 超声定位诊断模拟实验的装置图

3. 测量样品中超声波传播的速度　将某种材料的圆柱样品固定在样品架上，把样品架搁在导轨上并微调样品架使反射信号最大。测出样品第一反射面的回波与第二反射面的回波的时间差的一半 $\frac{t_2-t_1}{2}$，量出样品长度 d，算出速度（表 31-1）。

【实验数据记录表格】

表 31-1　测量声速

	t_1 μs	t_2 μs	t_3 μs	t_4 μs	d_1 mm	d_2 mm	d_3 mm	u_1 m / s	u_2 m / s	u_3 m / s
1										
2										
3										

【注意事项】

（1）操作时注意数字示波器的使用。

（2）反射波面要与波束方向垂直。

（3）超声波探头上不要有气泡。

【思考题】

描述第五条波线（最后那条）是通过哪些反射路径形成的？

（王昌军）

实验三十二　超声脉冲反射法探伤

【实验目的】

（1）了解 A 型超声波诊断实验仪的成像原理。

（2）脉冲反射法进行超声无损探伤实验。

【实验原理】

对于有一定厚度的工件来说，若其中存在缺陷，则该缺陷处会反射一与工件底部声程不同的回波，一般称之为缺陷回波。如图 32-3 为一存在裂缝缺陷的工件。

图 32-1 中（a）、（b）、（c）分别反映了同一超声探头在 a、b、c 三个不同位置时的反射情况。在位置 a 时，超声信号被缺陷完全反射，此时缺陷回波的高度为 A_0；在位置 c 时，该处不存在缺陷，回波完全由工件底面反射；而在位置 b 时，由于超声信号一半由缺陷反射，一半由工件底面反射，缺陷回波的高度降为 $A_0/2$，此处即为缺陷的边界——这种确定缺陷边界的方法称为半高波法。测量出工件的厚度 D，分别记录工件表面、底面及缺陷处回波信号的时间 t_1、t_2、t'，再利用半高波法，就可得到工件中缺陷的深度 d 及其位置。

【实验器材】

该实验主要由 FD-UDE-B 型 A 类超声诊断与超声特性综合实验仪主机、数字示波器、有

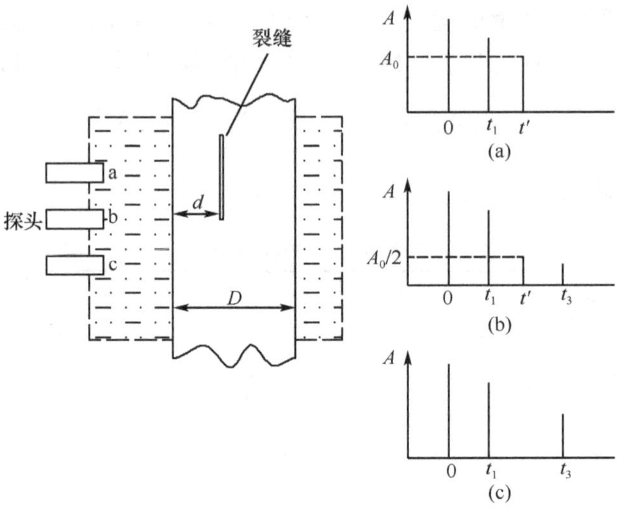

图 32-1　超声脉冲反射法探伤原理图

机玻璃水箱、横向导轨一个，探伤实验用工件样块。

【实验步骤】

超声脉冲反射法探伤。

配件箱中提供了一块铝合金工件样块，样块中有不同深度的两条细缝，配合横向滑块与导轨，可用于进行超声探伤测量。分别测出铝合金工件样块各个参数。

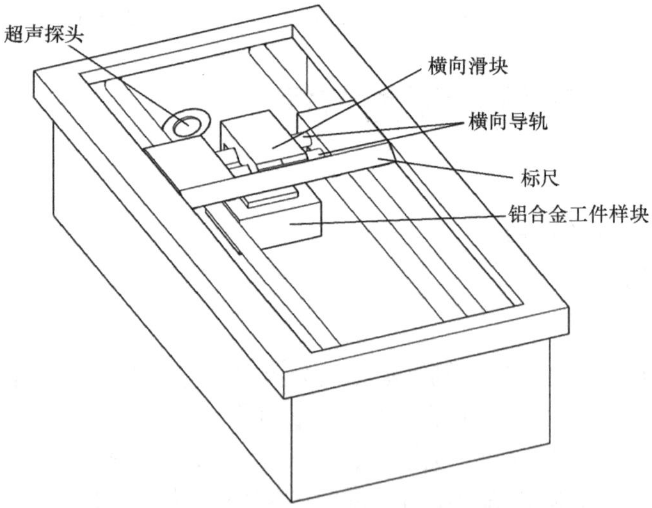

图 32-2　超声脉冲反射法探伤实验装置图

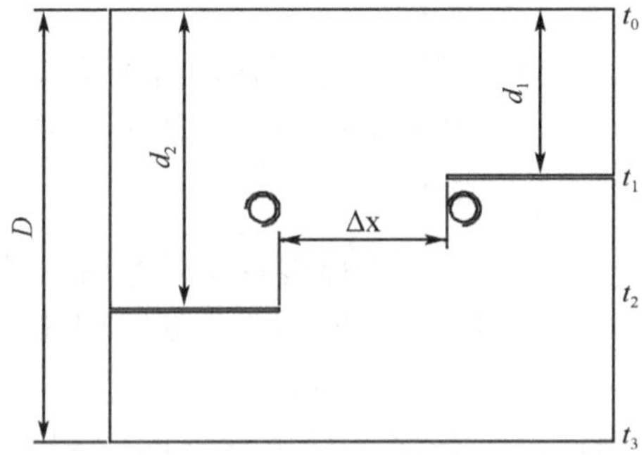

图 32-3　铝合金工件样块

【实验数据记录表格】

表 32-1　数据记录表

t_0(μs)	t_1(μs)	t_2(μs)	t_3(μs)
	测量值	真值（卡尺测得值）	相对误差
D(mm)			

续表

	测量值	真值（卡尺测得值）	相对误差
d_1(mm)			
d_2(mm)			
Δx(mm)			

【注意事项】

（1）操作时注意数字示波器的使用。

（2）反射波面要与波束方向垂直。

（3）超声波探头上不要有气泡。

【思考题】

超声探伤实验中确定缺陷边界的方法？

（王昌军）

附　　录

附录一　基本国际单位制

物理量名称	单位名称	单位符号	
		中文	国际
长度	米	米	m
质量	千克	千克	kg
时间	秒	秒	s
电流	安培	安	A
热力学温标	开尔文	开	K
物质的量	摩尔	摩	mol
光强度	坎德拉	坎	cd

附录二　基本物理常量（1986 年国际推荐值）

量	符号	数值	不确定度 ppm
光速	c	299 792 458 m/s	（精确）
真空磁导率	μ_0	$4\pi\times10^{-7}$ N/A	（精确）
真空介电常量	ε_0	8.854 187 817…$\times10^{-12}$ F/m	（精确）
牛顿引力常量	G	6.672 59（85）$\times10^{-11}$ m^3/（kg·s^2）	128
普朗克常量	h	6.626 075 5（40）$\times10^{-34}$J·s	0.60
基本电荷	e	1.602 177 33（49）$\times10^{-19}$ C	0.30
电子质量	m_e	0.910 938 97（54）$\times10^{-30}$ kg	0.59
电子荷质比	$-e/m_e$	−1.758 819 62（53）$\times10^{11}$ C/kg	0.30
质子质量	m_p	1.672 623 1（10）$\times10^{-27}$ kg	0.59
原子质量单位	u	1.6605655$\times10^{-27}$kg	
阿伏伽德罗常量	N_A	6.022 136 7（36）$\times10^{23}$/mol	0.59
气体常量	R	8.314 510（70）J/（mol·K）	8.4
玻耳兹曼常量	k	1.380 658（12）$\times10^{23}$ J/K	8.4
摩尔体积（理想气体）标准状态	V_m	22.414 10（29）L/mol	8.4
圆周率	π	3.141 592 65	
自然对数底	e	2.718 281 83	
对数变换因子	$\log_e 10$	2.302 585 09	

附录三　常用固体和液体密度（20℃）

物质	密度 ρ（kg/m^3）	物质	密度 ρ（kg/m^3）	物质	密度 ρ（kg/m^3）
铝	2698.9	石英	2500～2800	水银	13546.2
铜	8960	冰（0℃）	880～920	乙醇	789.4
铁	7874	甲醇	792	乙醚	714
银	10500	钨	19300	食盐	2140
金	19320	铂	21450	甘油	1260
水晶玻璃	2900～3000	铅	11350	蜂蜜	1435
窗玻璃	2400～2700	锡	7298		

附录四　不同温度下纯水的密度（标准大气压）

温度 T(°C)	密度 ρ（kg/m^3）	温度 T(°C)	密度 ρ（kg/m^3）	温度 T(°C)	密度 ρ（kg/m^3）
11	999.605	21	997.992	31	995.340
12	999.498	22	997.770	32	995.025
13	999.377	23	997.538	33	994.702
14	999.244	24	997.296	34	994.371
15	999.099	25	997.044	35	994.031
16	998.943	26	996.783	36	993.68
17	998.774	27	996.512	37	993.33
18	998.595	28	996.232	38	992.96
19	998.405	29	995.944	39	992.59
20	998.203	30	995.646	40	992.21

附录五　不同温度下乙醇的密度

温度 T(°C)	密度 ρ（kg/m^3）	温度 T(°C)	密度 ρ（kg/m^3）	温度 T(°C)	密度 ρ（kg/m^3）
11	0.79704	20	0.78945	29	0.78182
12	0.79620	21	0.78860	30	0.78037
13	0.79535	22	0.78775	31	0.78012
14	0.79451	23	0.78691	32	0.77927
15	0.79361	24	0.78606	33	0.77843
16	0.79283	25	0.78522	34	0.77755
17	0.79198	26	0.78437	35	0.77671
18	0.79114	27	0.78352		
19	0.79029	28	0.78267		

附录六　不同温度下水的黏滞系数 η

温度 T(°C)	黏滞系数 η($\times 10^{-4}$ Pa·s)	温度 T(°C)	黏滞系数 η($\times 10^{-4}$ Pa·s)	温度 T(°C)	黏滞系数 η($\times 10^{-4}$ Pa·s)
11	12.74	20	10.09	29	8.18
12	12.39	21	9.84	30	8.00
13	12.06	22	9.65	31	7.88
14	11.75	23	9.38	32	7.67
15	11.45	24	9.16	33	7.51
16	11.16	25	8.95	34	7.36
17	10.88	26	8.75	35	7.21
18	10.60	27	8.55		
19	10.34	28	8.37		

附录七　不同温度下乙醇的黏滞系数 η

温度 T(°C)	黏滞系数 η($\times 10^{-4}$ Pa·s)	温度 T(°C)	黏滞系数 η($\times 10^{-4}$ Pa·s)	温度 T(°C)	黏滞系数 η($\times 10^{-4}$ Pa·s)
11	14.2	16	12.9	21	11.7
12	13.9	17	12.6	22	11.5
13	13.6	18	12.4	23	11.3
14	13.4	19	12.1	24	11.1
15	13.1	20	11.9	25	10.8

续表

温度 T(°C)	黏滞系数 η(×10^{-4}Pa·s)	温度 T(°C)	黏滞系数 η(×10^{-4}Pa·s)	温度 T(°C)	黏滞系数 η(×10^{-4}Pa·s)
26	10.6	30	9.9	34	9.2
27	10.5	31	0.97	35	9.0
28	10.3	32	0.95		
29	10.1	33	9.4		

附录八　不同温度下水的表面（与空气交界面）张力系数α

温度 T(°C)	表面张力系数 α(×10^{-3}N/m)	温度 T(°C)	表面张力系数 α(×10^{-3}N/m)	温度 T(°C)	表面张力系数 α(×10^{-3}N/m)
0	75.62	17	73.20	30	71.15
5	74.90	18	73.05	40	69.55
10	74.20	19	72.89	50	67.90
11	74.07	20	72.75	60	66.17
12	73.92	21	72.60	70	64.41
13	73.78	22	72.44	80	62.60
14	73.64	23	72.28	90	60.74
15	73.48	24	72.12	100	58.84
16	73.34	25	71.96		

附录九　蓖麻油密度与温度的关系

T(°C)	ρ（kg/m^3）	T(°C)	ρ（kg/m^3）	T(°C)	ρ（kg/m^3）
5	3.76×10^3	20	0.95×10^3	35	0.312×10^3
10	2.418×10^3	25	0.621×10^3	40	0.231×10^3
15	1.514×10^3	30	0.451×10^3	100	0.169×10^3

附录十　蓖麻油黏滞系数与温度的关系

T(°C)	η（Pa·s）	T(°C)	η（Pa·s）	T(°C)	η（Pa·s）	T(°C)	η（Pa·s）	T(°C)	η（Pa·s）
4.50	4.00	13.00	1.87	18.00	1.17	23.00	0.75	30.00	0.45
6.00	3.46	13.50	1.79	18.50	1.13	23.50	0.71	31.00	0.42
7.50	3.03	14.00	1.71	19.00	1.08	24.00	0.69	32.00	0.40
9.50	2.53	14.50	1.63	19.50	1.04	24.50	0.64	33.50	0.35
10.00	2.41	15.00	1.56	20.00	0.99	25.00	0.60	35.50	0.30
10.50	2.32	15.50	1.49	20.50	0.94	25.50	0.58	39.00	0.25
11.00	2.23	16.00	1.40s	21.00	0.90	26.00	0.57	42.00	0.20
11.50	2.14	16.50	1.34	21.50	0.86	27.00	0.53	45.00	0.15
12.00	2.05	17.00	1.27	22.00	0.83	28.00	0.49	48.00	0.10
12.50	1.97	17.50	1.23	22.50	0.79	29.00	0.47	50.00	0.06